中国壮医药文库

主编

秦祖杰　李凯风　王成龙

U0396368

壮医体质调理手册

广西科学技术出版社

·南宁·

图书在版编目（CIP）数据

壮医体质调理手册 / 秦祖杰，李凯风，王成龙主编
.—南宁：广西科学技术出版社，2020.10（2024.1重印）
ISBN 978-7-5551-1502-1

Ⅰ.①壮… Ⅱ.①秦… ②李… ③王… Ⅲ.①壮医—
保健-手册 Ⅳ.①R291.8-62

中国版本图书馆CIP数据核字（2020）第201055号

壮医体质调理手册

ZHUANGYI TIZHI TIAOLI SHOUCE

秦祖杰 李凯风 王成龙 主编

策划编辑：罗煜涛　　　　　　　　　责任校对：吴书丽
责任编辑：韦文印 李 嫒　　　　　　责任印制：陆 弟
装帧设计：韦娇林

出 版 人：卢培钊
出版发行：广西科学技术出版社
社　　址：广西南宁市东葛路66号
邮政编码：530023
网　　址：http://www.gxkjs.com
印　　刷：北京虎彩文化传播有限公司

开　　本：880 mm×1240 mm　1/32
字　　数：100千字
印　　张：4.25
版　　次：2020年10月第1版
印　　次：2024年1月第2次印刷
书　　号：ISBN 978-7-5551-1502-1
定　　价：25.00元

编委会

前　言

　　体质是在先天禀赋、后天因素及自身调节的基础上形成的阴阳消长的特有性质。先天禀赋是体质形成的内在依据，是体质强弱的前提条件。后天因素及自身调节因素包括生活环境、日常调理、疾病及其治疗等。这种特质决定着人体对某些致病因素的易感性、疾病证候的倾向性、治疗的敏感性及疾病的传变与转归。

　　中医体质学作为一个新的学科，已经在教学、临床、养生保健等方面广泛应用。其拥有丰富的理论建树、完善的体系构建，并广泛应用，逐步成为大众经常讨论的话题，近年来各种相关书籍、讲座层出不穷，从不同角度介绍中医体质学的知识和方法，备受社会各界的关注、好评。

　　我国幅员辽阔，南北纬度差异极大，各地、各民族的风土、物产、民俗皆不同，而个体体质与禀赋、地域、气候的关系又十分密切，同时又具有群类趋同性。根据这一特点，将个体各自不同的表现，按照一定标准，采用一定的方法，通过整理、分析、归纳，可将体质分成若干类型。

　　壮族医药学源远流长，是我国传统医药的重要组成部分，拥有神奇的诊疗技法，为壮族人民的健康繁衍做出了巨大贡献。我们从壮医"阴阳为本""三气同步"基本理论体系入手，结合壮族地区的气候、饮食的特点，因人、因时、因地制宜，重视人的先天因素以及在不同环境的体质状态，权衡干预措施，根据"三道两路"壮医生理病理学说，提出壮医的6种临床体质分类方法。根据壮医临床体质分类，进一步介绍壮医养生保健的有关知识，贯彻预防为主、防治结合的理念，为广大群众提供简便实用的防病治病方法，以实现"治未病，享天年"。

本书分为上、中、下三编。上编从壮医学基本理论、治疗原则及用药特点入手，全面准确地展现壮医养生学的精髓和魅力，让读者全面了解壮医体质学说；中编为在壮医临床体质分类指导下的各型体质的调理方法，包括饮食调理、运动调理和壮医特色疗法的运用等；下编主要介绍壮医特色技法和常用壮药。本书充分考虑大众的可接受性，语言通俗易懂，同时突出壮医药特色，贴近实际、贴近生活、贴近群众。

由于编者水平有限，书中疏漏、不妥之处在所难免，恳请民族医同行和广大读者提出宝贵意见，以便进一步修正完善。

编者

2020年10月

目　录

上　编
壮医体质学说基础理论

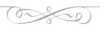

中　编
壮医各型体质调理方法

下　编
壮医特色技法和药物

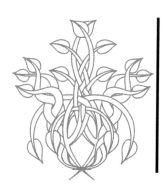

上编

壮医体质学说
基础理论

第一章 壮医学基本理论

壮族医药学历史悠久、源远流长，壮医学基本理论可归纳为阴阳为本、三气同步、三道两路和毒虚致病等。

第一节 阴阳为本学说

日月穿梭，昼夜更替，寒暑消长，冬去春来，壮族先民的意识中很早就有了阴阳的概念，加上与中原汉族文化的交流并受其影响，阴阳概念在生产、生活中的应用就更为广泛，自然也被壮医作为解释大自然和人体生理病理之间种种复杂关系的说理工具。明代《广西通志·卷十六》提到，壮族民间笃信阴阳。

"阴阳"的最初含义是很朴素的，表示阳光的向背，向日为阳，背日为阴，后来引申为气候的寒暖，方位的上下、左右、内外，运动状态的躁动和宁静等。中国古代的哲学家进而体会到自然界中的一切现象都存在着相互对立而又相互作用的关系，就用"阴阳"这个概念来解释自然界中两种对立和相互消长的物质势力，并认为阴阳的对立和消长是事物本身所固有的，进而认为阴阳的对立和消长是宇宙的基本规律。

壮医学认为，世界是物质性的整体，自然界的任何事物都包括阴和阳两个相互对立的方面，而对立的双方又是相互统一的。阴阳的对立统一运动，是自然界一切事物发生、发展、变化及消亡的根本原因。阴阳的对立统一运动是自然界一切事物运动变化固有的规律，世界本身就是阴阳二气对立统一运动的结果。

阴和阳，既可以表示相互对立的事物，又可以用来分析事物内部相互对立的两个方面。一般来说，凡是剧烈运动着的、外向的、上升的、温热的、明亮的，都属于阳；相对静止的、内守的、下降的、寒冷的、晦暗的，都属于阴。以天地而言，天气轻清为阳，地气重浊为阴；以水火而言，水性寒而润下属阴，火性热而炎上属阳。

任何事物均可以阴阳的属性来划分，但必须是针对相互关联的一对事物，或是一个事物的两个方面，这种划分才有实际意义。如果被分析的两个事物互不关联，或不是统一体的两个对立面，就不能用阴阳来区分其相对属性和相互关系。

事物的阴阳属性并不是绝对的，而是相对的。这种相对性，一方面表现为在一定的条件下，阴和阳之间可以相互转化，即阴可以转化为阳，阳也可以转化为阴；另一方面体现于事物的无限可分性。

在壮族医学理论体系中，处处体现着阴阳学说的思想，阴阳学说被用以说明人体的组织结构、生理功能及病理变化，并用于指导疾病的诊断和治疗。

第二节　三气同步学说

天地人三气同步是壮族医学理论的另一个特色，壮医学认为，人禀天地之气而生，为万物之灵。人生、长、老、死的生命周期，受大地之气涵养和制约，人气与天地之气息息相通；天地之气为人体造就了生存和健康的一定"常度"，但天地之气又是不断变化的；人体也是一个小天地，是一个有限的小宇宙单元。

壮医关于天地人三气同步的学说，是原柳州地区民族医药研究所名老壮医覃保霖先生在《壮医学术体系综论》一文中首先提出的。广西民族医药研究所科研人员在对河池、柳州、南宁、百色等壮族聚居地区的民间壮医的实地调查中，也证实确有此说。天地人三气同步，是根据壮语"人不得逆天地"或"人必须顺天地"意译过来的，其内涵包括以下四个方面。①人禀天地之气而生，为万物之灵。②人生长壮老死的生命周期，受天地之气涵养和制约，人气与天地之气息息相通。③天地之气为人体造就了生存和健康的一定"常度"，但天地之气又在不断变化。昼夜小变化，四季大变化，为正常变化；而地震、火山喷发、台风、洪水、陨石等则是异常变化，为灾变。人作为万物之灵，对天地之气的变化有一定的主动适应能力，如天热了会出汗，天冷了会加衣被，天黑了会引火照明，洪水来临会登高躲避等，甚至妇女月事也与月亮的盈亏周期有关。对于天地之气的这些变化，人如能主动适应，就可维持生存和健康的"常度"；如不能适应，就会受到伤害并导致疾病的发生。④人体也是一个小天地，是一个有限的小宇宙单元。壮医认为，整个人体可分为三部：上部天（壮语称为"巧"），包括外延；下部地（壮语称为"胴"），包含内景；中部人（壮语称为"廊"）。人体内三部之气也是同步运行，制约化生，才能生生不息。形体与功能相一致，大体上天气主降，地气主升，人气主和，升降适宜，中和涵养，则气血调和，阴阳平衡，脏腑自安，并能适应大宇宙的变化。⑤人体的结构与功能、先天之气与后天之气共同形成了人体的适应与防卫能力，从而达到天地人三气同步的健康状态。

第三节　壮医生理病理学说

壮医的生理病理学说，包括脏腑、气血、骨肉，谷道、水道、气道（简称"三道"），龙路、火路（简称"两路"）等，脏腑气血平衡与稳定，三道两路的平和与畅通，是人体生理正常的前提。

壮医认为内脏气血骨肉是构成人体的主要物质基础。位于颅内和胸腔、腹腔内相对独立的实体都称之为脏腑，没有很明确的"脏"和"腑"的区分概念。颅内容物壮语称为"坞"，含有统筹、思考和主宰精神活动的意思，称头脑为"巧坞"，如精神病患者出现精神症状，壮医统称为"坞乱"或"巧坞乱"，即总指挥部功能紊乱的意思。壮语称心脏为"咪心头"，有脏腑之首的意思，称肺为"咪钵"，肝为"咪叠"，胆为"咪背"，肾为"咪腰"，胰为"咪曼"，脾为"咪隆"（意译为"被遗忘的器官"），胃为"咪胴"，肠为"咪虽",膀胱为"咪小肚",睾丸为"咪麻",妇女胞宫为"咪花肠"。这些内脏各有自己的功能,共同维持人体的正常生理状态,没有什么表里之分。当内脏实体受损伤或其他原因引起功能失调时,就会引发疾病。由于壮医没有五行配五脏的理论,因此壮医认为脏腑疾病也没有什么必然的生克传变模式。

骨(壮语称为"夺")和肉(壮语称为"诺")构成人体的框架和形态,并保护人体内的脏器在一般情况下不受伤害。骨肉还是人体的运动器官,而且人体内的谷道、水道、气道及龙路、火路,都往返运行于骨肉之中。骨肉损伤,可导致上述通道受阻而引发其他疾病。

壮医认为,血液(壮语称为"勒")是营养全身骨肉脏腑、四肢百骸的极为重要的物质,得天地之气而化生,赖天地之气以运行。血液的颜色、质量和数量都有一定的"常度",血液的变化可以反映出人体的许多生理和病理变化。刺血、放血、补血是壮医治疗多种疾病的常用方法。查验血液颜色变化及黏稠度变化,是一些老壮医判断疾病预后的重要依据。

壮医对气(壮语称为"嘘")极为重视,这里主要指人体之气。气为阳,血为阴。气是动力,是功能,是人体生命活动力的表现。气虽然肉眼看不见,但可以感觉得到,人的呼吸,进出的都是气。壮医判断一个患者是否已经死亡,主要依据有三点:①"巧坞"(头脑)是否还清醒,人死了"巧坞"就停止活动,再不会清醒和思考了;②"咪心头"(心脏)是否还跳动,人死了"咪心头"就会停止跳动;③鼻孔还有无呼吸,即有无气进出,人死了呼吸就会停止,自然不会有气进出了，可见有气无气是生与死的界限标志。在这个意义上，可以说人体生命以气为原，以气为要，以气为用，有了疾病则以气为治。气是壮医临床的重要理论基础之一。

壮医三气同步理论主要是通过人体内的谷道、水道和气道及其相关的枢纽脏腑的制化协调作用来实现的。五谷进入人体得以消化吸收的通道称为"谷道"，主要是指食道和胃肠道。水为生命之源，人体有水道进水出水，与大自然发生最直接、最密切的联系。水道与谷道同源而分流，在吸取水谷精微营养物质后，谷道排出粪便，水道主要排出汗、尿。气道是人体与自然之气相互交换的通道，进出于口鼻，其交换枢纽脏腑为肺。三道畅通，调节有度，人体之气就能与天地之气保持同步协调平衡，即健康状态。三道阻塞或调节失度，则三气不能同步而疾病丛生。

龙路与火路是壮医对人体内虽未直接与大自然相通，但维持人体生机和反映疾病动态的两条极为重要的内封闭通路的命名。壮族传统认为龙是制水的，龙路在人体内是血液的通道（故有些壮医又称之为"血脉""龙脉"），其功能主要是为内脏骨肉输送营养。龙路有干线和网络，遍布全身，循环往来，其中枢在心脏。火为触发之物，其性迅速（有"火速"之谓），感之灼热。壮医认为，火路在人体内为传感之道，用现代语言来说也可称"信息通道"。其中枢在大脑，火路同龙路一样，有干线和网络，遍布全身，使正常人体能在极短的时间内感受外界的各种信息和刺激，并经大脑中枢的处理，迅速做出反应，以此来适应外界的各种变化。

第四节　壮医病因病机学说

　　唐代陈藏器的《本草拾遗》称"岭南多毒物，亦多解物，岂天资乎？"无数中毒致病甚至死亡的事例和教训，使壮族先民对毒有着非常直接和深刻的感受，并总结了丰富多样的解毒和治疗方法。据文献记载，壮医认识和使用的毒药和解毒药在百种以上。壮医认为邪毒、毒物进入人体后，是否发病，取决于人体对毒的抵抗力和自身解毒功能的强弱，亦取决于人体内正气的强弱。中毒后邪毒阻滞通道，或损耗正气至虚极衰竭，都会导致死亡。隋代巢元方的《诸病源候论》记载了岭南俚人（壮族先民）使用的五种毒药：不强药、蓝药、焦铜药、金药、菌药；晋代葛洪的《肘后备急方》也记载了岭南俚人防治沙虱毒、瘴毒、箭毒和蛇毒的经验方；特别值得一提的是唐代苏敬的《新修本草》收载了两种壮族地区著名的解毒药，即陈家白药和甘家白药。这些记载都可佐证壮族先民对因毒致病及其解毒和治疗方法的高度重视，并积累了相当丰富的经验，提高到一定程度的理性认识，并在这个基础上形成了壮医的病因论——毒虚论。

　　壮医认为，所谓毒，是以对人体是否构成伤害及伤害和致病的程度为依据的。有的毒毒性猛烈，有的毒毒性缓和；有的为有形之毒，有的为无形之毒；有的毒损伤皮肉，有的毒伤害脏腑和体内重要通道。毒之所以致病，一是因为毒性本身与人体正气势不两立，正气可以祛邪毒，邪毒也可以损伤正气，两者争斗，正不胜邪，则影响三气同步而致病；二是某些邪毒在人体内阻滞三道、两路，使三气不能同步而致病。由于各种毒的性质不同，侵犯的主要部位有别，作用的机制各异，以及人体对毒的抵抗程度不同，因此在临床上表现出各种不同的典型症状和体征，成为壮医对疾病进行鉴别诊断的重要依据。虚即正气虚，或气血虚，虚既是致病的原因，同时也是病态的反映。作为致病的两大因素之一，虚本身可以表现出软弱无力、神色疲劳、形体消瘦、声低息微等临床症状，甚至衰竭死亡。因为虚，人体的运化能力和防卫能力相应减弱，特别容易受到外界邪毒的侵袭，出现毒虚并存的复杂临床症状。虚的原因，壮医归结为两个方面：一是先天禀赋不足，父母羸弱，孕期营养不良或早产等；二是后天过度劳作，或与邪毒抗争，气血消耗过度而得不到应有的补充，或人体本身运化失常，摄入不足而致虚。总之，毒和虚使人体失去"常度"而表现为病态。如果这种病态得到适当的治疗，或人体自我防卫、自我修复能力能够战胜邪毒，则人体"常度"逐步恢复而疾病趋于好转痊愈，否则终因三气不能同步，导致人体气脱、气竭而死亡。

　　毒虚病因理论辨证地概括了壮医的病因病机学说，在临床上有着重要的指导意义。

第二章　壮医治疗原则及用药特点

第一节　壮医治疗原则

调气、解毒、补虚是壮医的三大治疗原则。

一、调气

壮医认为，气是人体生命活动力的表现，有气与无气，是生与死的界限和标志。调气就是利用特定方法，调节人体气机，使其保持通畅，进而实现天地人三气同步运行。气病大多为疼痛性疾病或功能障碍，如头痛、风湿骨痛、跌打和软组织损伤等。治疗上多以针灸、刺血、拔罐、气功、导引等非药物手段调气，使气机通畅，功能恢复正常。壮医临床上较常用的调气疗法有药线点灸疗法、刮痧疗法、针挑疗法、陶针疗法、药罐疗法、药棒疗法等。

二、解毒

广义的毒是一切致病因素的总称，狭义的毒是指具体的有害、有毒之物，并分痰、瘀等内毒和风、寒、热等外毒。毒病在临床上表现为具体的中毒，如中蛇毒、药毒、虫毒、箭毒、食物毒等，以及由痧毒、瘴毒、湿毒、风毒、蛊毒等所致的溃烂、红肿、痛热、肿瘤、疮疖、黄疸等机体器官有一定器质性损害的、较为严重的一类疾病。

解毒是通过内服药物和敷药、熏洗、刺血、刮痧、拔罐等外治法排毒来达到治疗目的的一类方法。据报道，壮族地区普遍使用的解毒药物有近百种。内服药物方面，如用独脚莲、草鞋青、苦荬菜等解蛇毒、虫毒，用橄榄、白萝卜等解酒毒，用黄脉九节解木薯、断肠草等毒，用新鲜蒲公英、金银花、芭蕉根、田七、山栀子等捣烂外敷患处治疗毒疮，用山栀根、甘蔗皮、野角麦、黄饭花等煎水内服以清解湿毒治疗黄疸性肝炎，用马蹄菜、鱼腥草、山槟榔等内服以清热解毒治疗菌痢等。外治方面，用刮痧法配合草鞋根、救必应、尖尾芋等以解痧毒，治疗蚂蝗痧；用壮药液浸泡过的药罐在一定穴位上拔罐排毒，治疗风湿类疾病；用鸡冠花、鸡公苋、红牛藤等内服配合足浴以化淋利湿排毒，治疗热淋、石淋；用通草根、鬼针草、金银花内服，以小毛蓼、山花椒叶、路边菊适量共捣烂加桐油外敷，治疗化脓性阑尾炎。在治疗阴疮、癌症等恶性肿瘤方面，用断肠草、钩吻、岩黄连等治疗早期肝癌和中晚期肝癌；用山豆根治疗肺癌、鼻咽癌、膀胱癌；用独脚莲治疗肝癌、胃癌、子宫癌、肠癌等，均取得一定的疗效。用扛板归、白花蛇舌草、蒲公英、马缨丹等煎水熏洗、坐浴，治疗各类阴道炎、慢性宫颈炎等；用鬼针草、百花丹叶、节节草、红毛毡等外敷解毒、排毒，治疗乳腺炎；用干地龙、芭蕉根、金竹根等内服清热解毒，治疗小儿病毒及细菌感染性高热。

三、补虚

虚即正气虚，或气血虚。虚的原因主要有两个方面，一是先天禀赋不足，二是后天劳作过度，或与邪毒抗争气血消耗过度而得不到应有的补充，或人体本身运化失常，摄入不足而致虚。补虚，即通过食补或药补的方法以补益人体气血，调整人体的机能达到正常的状态。

虚症多见于慢性病、老年病或邪毒祛除之后的恢复期内，治疗以补虚为主。壮医认为，"扶正补虚，必配用血肉之品"，并总结出动物药应用经验：虫类药祛风止痛镇惊、鱼鳞之品化瘀通络、软坚散结，介甲之类滋阴潜阳、安神定魄，飞禽走兽滋养气血、调理阴阳等。血肉有情之品气血双补，且多为美味食物，虚者常服自然有益，盛者宜少食，更不可过量，过量则腐臭成毒为害。如肺痨久咳，潮热盗汗，痰中带血，用黑墨草炖猪肺服；宫寒不孕，常用羊肉、麻雀肉、鲜嫩益母草等炖服。

第二节　壮医用药特点

壮医用药理论与中医有着很深的渊源，但也有自己的内容和特色。壮医用药理论主要有以下特点。

一、寒凉为主，热者寒之

广西地处祖国南疆，受南海热带气候影响，多雨潮湿，古代山林茂盛，人烟稀少，死兽、落叶腐烂后，形成有毒之瘴气，流行甚烈。壮族民间一般将胸闷、肢体倦怠、皮肤有痧点，甚则呕吐腹痛，称为发痧、痧气或热气，大多经刮痧或放血等得到缓解。民间有"百病由痧起"的说法，究痧病之本源，乃感受天地不正之气，如疬气、霉气、暑气，或食用不洁之物，于内形成痧毒，治疗也以清热解毒为主。大众盛行用雷公根、葫芦茶、金银花、菊花等煎水当饮料饮用，即源于此。

壮族地区气候炎热，沾之瘴气，以及与之同名的毒、蛊等，皆成热毒为患，治疗多以清热解毒或凉血解毒为主。因此，壮医用药偏于寒凉有其客观原因。古人云，一方土养一方人，一方药治一方病。广西病以热性居多，占70%以上，广西出产的药物也以寒凉者居多，温补者偏少。

二、以通为补，百脉得养

壮医认为，人身气血阴阳，以通为和，以畅为贵。通则百脉得养，五脏得安；畅则推陈致新，生生不息。具体表现在两个方面：首先是祛邪，其次是养身延年。

祛邪：壮族地区大多潮湿多雨，湿邪为患颇重，各种风湿痛常常困扰壮族人民。而治疗风湿之药，多以藤本植物为主，取其通络活血之性，邪去而正安，气血自然旺盛，即受补也。民间常把一些具有活血通络、祛湿化滞的药物（如鸡血藤、丹参、益母草、艾叶等）作为补药，即源于此。

养身延年：壮族民间认为，保证人体各部正常流通是益寿防病的关键，正所谓"流水不腐，户枢不蠹"。除坚持适量的体力劳动及运动外，壮族人民还自己配制药酒，常饮以养身，其用药多为活血化瘀之品。现代科学研究证明，适量饮酒有益健康。故壮族人民饮酒进补有一定的科学道理。

三、以食为补，简便实用

医学起源学说中有医食同源之理，壮族民间历来有进补的习惯，重视食物的补益作用。清代吴震方的《岭南杂记》记载，当地人"喜食虫，如蚯蚓、蜈蚣、蚂蚁、蝴蝶之类，见即啖之"。至今，广西壮族民间仍然喜食各种动物，将其作为延年益寿之补剂，并成为酒席宴会的上等佳肴。至于枸杞子炖汤、葛根炖骨头、鸽肉炖服及药粥，都是壮族人民经常服用之品。

四、寄生入药，效力加倍

许多民间壮医很喜欢用各种植物寄生药物治疗疾病，功力比原植物强而快，治疗顽难痼疾常有奇效。如黄皮寄生治胃气胀痛、呕吐不思饮食，山楂寄生治疳积、消化不良，柚子寄生治肝硬化腹水、肝癌，枇杷寄生治肺部疾患，椿芽寄生治肠道寄生虫和肝部肿瘤，铁木寄生治肝脾肿大，桑寄生治肺虚咳喘及肾虚腰痛，桐油木寄生煎水外洗治各种水肿等。

五、大量外用，方便简捷

药物的大量外用是壮医最具特色的用药方法之一。壮医认为，外用药可补内服药之不足。内外合用，功效更好。此外，对于体虚者，外用药可减少药物的毒副作用。常用的药物外用疗法有脐敷疗法、足敷疗法、患处敷贴疗法、药物熏洗疗法、药物熏蒸疗法、垫药睡眠疗法、药物熨治疗法、药物外洗疗法、药物吸入疗法、药物佩戴疗法、药枕疗法等。药物外用有直达病所，使药物直接作用于皮肤黏膜而被吸收，进而马上见效的特点，临床上不但常用于外科疮疡、皮肤溃烂等，对内科、妇科、儿科及五官科等多种疾病的治疗效果也很好。

第三节　壮医临床体质学说

体质是指以先天禀赋和后天获得为基础，在个人的生命过程中逐渐形成的、综合的、相对稳定的，包括形态结构、生理功能和心理状态方面在内的固有特质。体质辨识是指以人的体质为出发点，从体质状态及体质分类的不同特性，针对性地把握健康与疾病的整体要素及个体差异，因人制宜制定防治原则，选择相应的治疗、预防、养生方法。

阴阳为本与三气同步学说是壮医的天人相应自然观，三道两路是壮医的生理病理观。三道两路阻塞或调节失度，则三气不能同步，脏腑阴阳功能失司，就会导致身体不健康甚至疾病的发生。因此，谷道、气道、水道和龙路、火路的通调畅达不仅是人体健康的基石，而且是壮医体质辨识分类的理论依据。

人的体质特点是受多种因素影响的。人类因禀赋、性别、年龄、民族、种族等不同而表现出不同的特点，而在人和外部环境的关系上，如地区、气候、水质、土壤、阳光、空气等自然因素，以及社会制度、劳动条件、阶级地位等社会因素，彼此互相交织，也不断影响着人体。包括中医学在内的传统医学很早就意识到了疾病的发生和发展是以人体体质的特殊性为主要依据的，体质的强弱决定是否会感受外邪，具体的体质特征又决定着疾病的发病类型。因此，归纳总结出壮医对各种人群的体质特征的分类，运用于临床辨病辨证上，对探求病因、分析病机、判断病变性质与发展趋向及治疗用药都具有十分重要的意义。

《素问·异法方宜论》载："南方者，天地所长养，阳之所盛处也，其地下，水土弱，雾露之所聚也，其民嗜酸而食胕。故其民皆致理而赤色，其病挛痹，其治宜微针。故九针者，亦从南方来。"诚然，这里的南方不一定特指壮族地区，但从地理位置及历史文献中南方包括广西在内的情况看，应当包括壮族地区。根据壮医基本理论和中医相关学说，结合壮族地区环境特点及临床体质调查，本着执简驭繁和实用的精神，总结出表2-1所列的6种壮医临床体质的分类设计。

表2-1 壮医临床体质辨识表

特征类型	火路质（火型体质）	谷道质（湿热型体质）	龙路质（寒型体质）	水道质（虚热型体质）	气道质（气虚型体质）	同步质（平和型体质）
体型	身体壮实，喜冷怕热	多肥胖丰腻，腹部肥满松软，面部皮肤油脂较多，多汗且黏	面色无华，形寒喜暖，唇淡，口不渴，四肢不温，精神不振	形体偏瘦，手足心热	多形瘦，神疲乏力，少气懒言，易自汗	肥瘦匀称，健壮
性格	面赤时烦，多动少静，声高气粗	性情平和	多沉静内向	性情急躁，外向好动，活泼	性格内向不稳定，胆小敏感多疑，不爱冒险	多平和，开朗
饮食	口渴喜冷饮，胃纳甚佳	口黏腻或口甜，喜食肥甘甜黏	不喜饮水或只喜饮热水	口燥咽干，喜冷饮，胃纳不佳	食少不化，或喜食甜食	胃纳佳
二便	大便干，小便黄	大便黏滞，小便短赤	大便多溏，小便清长	大便干，小便少	大便正常或便秘，但不干结，或不成形，便后仍有便意，小便正常或偏多	二便正常
舌脉	舌红，舌苔黄，脉数	舌体胖大，舌苔白腻，脉滑	舌淡胖，舌苔白，脉沉细无力	舌红少津，脉细数	舌胖、有齿印，脉虚弱无力	舌红，舌苔薄白

续表

特征类型	火路质（火型体质）	谷道质（湿热型体质）	龙路质（寒型体质）	水道质（虚热型体质）	气道质（气虚型体质）	同步质（平和型体质）
甲诊	甲色红或深，甲床压之呈红色，月痕淡红色	甲色暗，甲床增厚，凹凸不平	甲色青或黑，月痕暴露少	甲色鲜红，月痕多，甲壁薄而脆	甲色淡红或苍白，软而不坚或有细小竖条纹路	甲色淡红润泽，甲壁厚薄均匀，光滑洁净
目诊	白睛脉络多且集中于瞳孔	白睛脉络边缘浸润浑浊，界限不清	白睛脉络细、散，靠近眼球边缘	白睛脉络粗大、浅淡、色鲜	白睛脉络细小、浅淡、色暗	白睛脉络较直、较短、数量少
治则	解火毒，通火路，调水道	通调水道，祛除湿气	振奋龙路，通调谷道、水道	调畅谷道，滋养水道	调节气道，舒畅情志	顺其自然，三气同步

　　从上表可以看出，因为壮族人群主要聚居于桂、滇、黔地区，这里气候炎热，山地多，雨量足，偏颇体质类型以热、湿为特点，即火路质和谷道质为多。既往的调查也表明，壮族地区的人群中，阳盛体质者居多，其次为阴盛体质（湿型体质）者等。

　　同时，壮族地区的饮食习惯也是影响体质类型的一个重要因素。壮族人民喜厚腻之品，平素也好喝酒，酒为湿热之品，加上天气炎热，使人体阳气发越于外，容易形成湿热偏盛的体质特点。根据相关调查分析，热型体质（火路质、谷道质和水道质）人群占的比例较大，而寒型体质（龙路质和气道质）人群占的比例较小，也说明了此点。

　　值得指出的是，临床所见体质往往不是单一类型的体质，而是交错夹杂，错综复杂，又可相互转化。另外，以上六型除同步质外，其他五型虽为体质分型，但多为病理表现或结果，或有潜在的病理变化，是治未病的重要依据和调治方法，在临床应用中应引起重视。

总之，中医学及各民族医学都有对体质的论述，壮医学是壮族人民长期医疗实践的经验总结，壮医理论中有关体质的论述和应用还有待发掘和总结。我们通过借鉴中医体质学理论的经验，结合壮医学理论特点，探讨建立壮医体质辨识理论的可能性，使壮医学和中医学及其他民族医学有更广泛的交流。

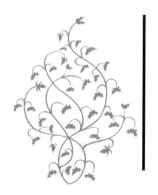

中编

壮医各型体质调理方法

第一章　气道质（气虚型体质）

气道质人群形体多瘦弱，面白神疲，肌肉不丰，较易出现四肢乏力、少气懒言，易自汗或四肢欠温，食少腹胀，易感冒；性格内向不稳定，胆小敏感多疑，做事不爱冒险；食少不化，或喜食甜食；大便正常或便秘，但不干结，或大便不成形，便后仍有便意；小便正常或偏多；舌胖、有齿印，脉虚弱无力；甲色淡红或苍白，软而不坚或有细小竖条纹路；白睛脉络细小、浅淡、色暗。

气道质常见的临床症状有咳嗽、咳痰、咳血、鼻塞、流涕、自汗、乏力、胸闷气喘或胀闷不适等。

第一节　饮食调理

三道两路以"通"为用，宜以通调气道、益气补肺为法，饮食不宜过于滋腻，应营养丰富而且易于消化。

推荐食物：小米、红薯、淮山、鸡肉、鸡蛋、黄鱼、香菇等。可以选用的补气中药药膳：四君子汤、人参炖鸡。可以选用的营养保健食品：蛋白质粉、维生素B、松果菊提取物，还可以根据自身情况选用以下壮医特色药膳进行调理。

1.淮山粥

原料：淮山30克，粳米200克。

烹制：共入锅，加清水适量煮粥。

食用：经常食用。

功效：补益气血，通调气道、谷道、水道。

2.土人参橘皮茶

原料：土人参10克，橘皮、茶叶各5克，白糖15克。

烹制：前3味药洗净，共入锅，加水煎煮。水沸后再煎15分钟，兑入白糖即可。

食用：代茶频饮，每日1剂或2剂。

功效：调补气道，止咳化痰。

3.山药五味水莲饼

原料：干山药500克，薏苡仁250克，五味子25克，黄花倒水莲100克，紫苏梗25克，白糖100克。

烹制：山药与薏苡仁共研为细粉，备用；五味子、黄花倒水莲、紫苏梗加适量水，煎取药液半碗，调入白糖溶化。将药液和山药薏苡仁粉拌匀成稠面团状，分做成饼，入锅煎熟即可。

食用：当点心或主食随意食用。

功效：调补气血，调理气道，止咳化痰。

第二节　运动调理

气道质人群适合多做户外运动，如慢走、骑自行车、打太极拳等，也可以唱山歌、登高望远以舒畅情志，其中唱山歌是壮族地区喜闻乐见的调理气道质的运动方式。同时，气道质人群忌运动量过大和用猛力及长期憋气的运动。

壮族人民以善歌著称,壮乡被称为"歌海"。壮族地区山歌多、歌美,到处可听到悦耳响亮的歌声。每逢圩日,远近几十里的男女青年,都盛装汇集于歌圩,对唱山歌,进行社交活动,以表达友情和爱情,愉悦心情。如农历三月三是壮族的传统歌节,壮族人民多以歌舞的形式来表达自己的情感,寓生活中的喜、怒、哀、乐于歌舞之中,既交流了思想,又得到了精神上的安慰。这种生活方式能调畅情志,对预防心理因素导致的疾病是十分有效的。

壮族传统音乐主要是各种山歌调,其中有叙事用的平调,有抒发欢快情绪的喜调等。这些山歌调能表达不同的思想感情,其旋律与歌词相结合,能在听众中产生强烈的感染力。除了单声部民歌,还有二声部和三声部民歌。各部之间围绕着主旋律,时而平行,时而交叉,高低相衬,跌宕起伏,悦耳动听。代表歌曲有《吹片木叶唱首歌》《欢》等。山歌调的演唱形式,有独唱、重唱、领唱、合唱等,无论是支声式、和声式还是复调式都丰富多彩,独具特色。其中,靖西马隘及汉隆山歌调、田阳古眉山歌调、富宁皈朝山歌调、马山山歌调、环江山歌调尤其著名。

第三节　壮医特色疗法

一、内治法

1.鲜药汁

处方：鲜穿心莲叶3～5张，鲜鱼腥草20克，鲜枇杷叶（去毛）2张或3张。金银花开季节合用金银花20克。

制法：将药洗净，再用凉开水洗1次后，切细，放入碾钵碾磨成浆，加凉开水100毫升调匀过滤，加适量白糖，即可服。

功效：清热润肺。

适应证：咳嗽，咽痛，舌红、苔黄。

2.补钵止咳散

处方：罗汉果、绞股蓝、黄花倒水莲各100克，共研为细末，每次10克，每日2次，沸水泡饮。

功效：调理气道，补虚排毒。

适应证：咳嗽、气促、咳声低微等。

3.蛤蚧平喘汤

处方：蛤蚧、三姐妹、鱼腥草各15克，盐肤木、罗裙带、不出林各10克，水煎服，每日1剂。

功效：祛毒补虚，纳气平喘。

适应证：呼吸急促、喉间痰鸣。

4.咽痛清补汤

处方：岗梅根、玄参各30克，路边青、麦冬各15克，桔梗5克，水煎服，每日1剂，多次缓慢含服。

功效：祛毒补虚，滋阴通气止痛。

适应证：咽痛、咽痒等。

二、外治法

1.滚蛋疗法

适应证：咳嗽、鼻塞、流涕、头痛、咽痛、咽痒等气道病症状。

操作方法：取煮好的温热蛋1只，趁热在头部、额部、颈部、胸部、背部、四肢和手足心依次反复滚动热熨，直至微汗出为止。滚蛋后，擦干汗液，令患者盖被静卧即可。根据患者病情，滚至患者热退身凉，症状缓解，以及蛋黄表面隆起的小点减少或消失为止。一般1次或2次即可见效。

2.针挑疗法

适应证：咳嗽、鼻塞、头痛、恶寒等症状。

操作方法：

（1）取百会、印堂、太阳及脊背第一侧线1～10挑点，轻挑各点至微出血。

（2）取合谷、曲池、风池、太阳、头维、大椎、列缺、少商、肺俞、足三里、三阴交及颈部皮肤反应点、颈部皮下反应点。虚证、风寒用慢挑法，实证、风热用快挑法，隔日治疗1次。如果有呼吸急促，喉间痰鸣，可以取大椎、尺泽、定喘、膻中、丰隆等穴。尺泽穴用三棱针挑刺后，使出血量为15～30毫升，其余穴位点用三棱针将挑治部位的表皮纵行挑破0.2～0.3厘米，然后深入表皮下挑，将皮层白色纤维样物全部挑断，此时患者稍感疼痛。一般不出血或略有出血。

3.竹罐疗法

适应证：咳嗽、发热、乏力、胸闷不适等症状。

操作方法：取大椎、风门、肺俞、膏肓俞、肾俞、尺泽、膻中、肩井、丰隆、定喘等穴。肺俞、定喘、丰隆可采用刺络拔罐法，隔日1次。

4.刮痧疗法

适应证：发热、胸闷不适、头痛、全身酸累等症状。

操作方法：治疗时可根据症状从头部、背部、胸腹部、四肢部选穴施行刮疗，背部用重手法，前胸部及上肢部用轻柔手法，一般1次即可。

第二章 谷道质（湿热型体质）

谷道质人群多肥胖丰腻，腹部肥满松软，面部皮肤油脂较多，多汗且黏；性情平和；口黏腻或甜，喜食肥甘甜黏；大便黏滞，小便短赤；舌体胖大，舌苔白腻，脉滑；甲色暗，甲床增厚、凹凸不平；白睛脉络边缘浸润浑浊，界限不清。

谷道质常见临床症状有呕吐、嗳气、厌食、腹泻、腹胀、腹痛、便秘、痔疮等。

第一节 饮食调理

可按需服用健脾化湿的食物，如将淮山、薏苡仁、陈皮、赤小豆等药物配入膳食。少食滋腻难以消化的食物及水分过多的食物。忌过食甜腻、生冷等易生痰的食物。还可以根据自身情况选用以下壮医特色药膳进行调理。

1.羊骨山药良姜粥

原料：羊脊骨1000克，鲜山药150克，高良姜10克，粳米100克，油、盐适量。

烹制：羊脊骨捣碎，加清水2500毫升，文火煎煮约60分钟，去骨。骨头汤加山药、高良姜、粳米共煮成粥，酌加油、盐即可。

食用：可作主食，空腹服，分数餐服完。

功效：补养气血，养胃补阳。

适应证：适用于胃下垂阳气不足，症见食欲不振、贫血、上腹怕冷喜暖、消瘦、下肢浮肿、言语无力等。

2.白术猪肚粥

原料：土炒白术30克，猪肚1具，粳米100克，生姜、油、盐等各适量。

烹制：猪肚洗净切成小片，同白术、生姜入锅，加水4碗，煎煮取汁2碗。去白术、生姜，放入粳米同煮成粥，加油、盐等，稍煮片刻即成。

食用：可作主食，分2次或3次服完。

功效：调补咪隆咪胴（脾胃），补气血。

适应证：适用于慢性胃炎久病不愈，症见脾胃虚弱，食欲不振，脘腹作胀，大便溏烂，舌淡、苔白，脉细等。

3.高良姜豆蔻玉米饼

原料：高良姜50克，白豆蔻50克，玉米粉100克，食盐15克。

烹制：高良姜、白豆蔻共研为细末，与食盐一起撒入玉米粉，充分混匀，用温水和成面团。将面团捂盖半小时后，捏压成饼，下油锅煎，煎至饼熟即可。

食用：作主食或零食，不限量，随意食之。

功效：调理咪隆咪胴（脾胃），止疼痛。

适应证：适用于老年人慢性消化性溃疡，症见胃痛缠绵、食欲不振、胸腹胀满、大便稀溏、腹部怕冷等。

4.二黄草根煨乳鸽

原料：黄精25克，黄花倒水莲20克，鸡骨草15克，榕树气根15克，乳鸽1只，盐、葱、姜、酒各适量。

烹制：乳鸽去毛弃肠洗净后，切成数块备用；药物洗净，放入锅内，加适量水煮沸，再用文火煎20分钟，去渣取汁。将乳鸽放入锅中，加盐、葱、姜、酒适量，煮酥即可。

食用：佐餐食用，可常食。

功效：补气补血，清热毒，除湿毒。

适应证：适用于肝硬化气血亏损、毒邪未净，症见腹部胀满（入暮较甚）、脘闷纳呆、神倦怯寒、肢冷或下肢浮肿、小便短少、面色苍黄、舌淡紫、脉沉细而弦。

第二节　运动调理

因谷道质人群形体肥胖，易于困倦，故应根据自己的具体情况循序渐进，长期坚持运动锻炼，如散步，慢跑，打乒乓球、羽毛球、网球，游泳，武术，以及跳适合自己的各种舞蹈等。

壮族民间流行的主要舞蹈形式，属自然崇拜的有蚂蚜舞、铜鼓舞、擂鼓舞、闹锣；反映劳动生活的有捞虾舞、绣球舞、扁担舞、舂米舞；根据本民族爱鸟古风编创的有凤凰舞、翡翠鸟舞、斑鸠舞；由女巫表演的有天琴舞、铜链舞等。

扁担舞：此舞源于舂米劳动，最初的形式是围着木臼表演，后来发展为用竹扁担敲打板凳。壮族扁担舞摆脱了春碓的局限，比原有形式更加活泼、自如，音响节奏更加多样、动听。此舞不但能表现插秧、收割、打谷、春米等劳动过程，而且依然保留用竹筒的敲击声作伴奏的古朴风韵。扁担舞尤为中年妇女所喜爱，表演时人数一般是4人，多则10人为一组，或同击板凳，或互相交叉击打，此起彼伏，错落有致，舞姿健美。壮族谚语有"正月春堂闹哄哄，今年到处禾泰丰"的说法。

春米舞：此舞原是古骆越、西瓯人的"春堂"，"春堂"意指妇女春米时有节律而动听的音乐，后发展为许多民族的歌舞形式。春米舞古已有之，唐人刘恂在《岭表录异》中对春米之声描述："广南有春堂，以浑木刳为槽，一槽两边约十杵，男女间立，以春稻粮。敲磕槽舷，皆有遍拍，槽声若鼓，闻于数里。虽思妇之巧弄秋砧，不能比其浏亮也。"

第三节　壮医特色疗法

一、内治法

1. 十大功劳汤

处方：十大功劳根30克，水煎服，每日1剂。

功效：补虚排毒。

适应证：胃脘痛、嗳气、腹泻等。

2.饿蚂蝗煎剂

处方：饿蚂蝗30克，水煎服，每日1剂。

功效：补虚排毒。

适应证：胃脘胀痛不适。

3.上吐下泻汤

处方：凤尾草15克，火炭母10克，金果榄12克，金银花12克，穿心莲10克，仙鹤草20克，水煎服，每日1剂。

功效：通谷道，排湿毒。

适应证：上吐下泻。

4.功劳祛湿止呕汤

处方：十大功劳15克，大叶香薷、厚朴、白扁豆各20克，水煎服，每日1剂。

功效：通谷道，排湿毒。

适应证：胸闷腹胀，上吐下泻。

5.莲珠固肠散

处方：山药50克，莲子20克，叶下珠15克，鸡内金15克，烘干，研为细末，每次20克，蒸熟后加糖适量，以温开水送服。

功效：固肠补虚。

适应证：腹泻、乏力等。

6.凤尾草止痢汤

处方：鲜凤尾草100克，鲜雷公根100克，鲜紫花地丁50克，水煎服，每日1剂。

功效：祛湿排毒，通道顺气。

适应证：痢下赤白、腹痛、头身困重等。

二、外治法

1.敷贴疗法

（1）腹痛、腹胀等症状：肉桂、胡椒、干姜、细辛、延胡索各适量，共研为细末，取陈醋适量调膏，分别贴于中脘、神阙、足三里等穴。

（2）痢疾、口噤不开：田螺5只，麝香0.3克，共捣烂敷脐部。

（3）里急后重、黏液脓血便：鲜鱼腥草100克，捣烂煨热，用布包好，敷肛门。

2.熨烫疗法

适应证：腹痛、腹泻。

操作方法：连须葱头30个，生姜15克。捣烂炒热装入布袋，热熨胃脘部。

3.壮医针挑疗法

适应证：腹胀、上吐下泻。

操作方法：选取四缝穴和鱼际穴，轻挑，挑出黄白色黏液，挤至净尽，挑口盖以消毒纱布，防止感染。四缝穴位于四指节中节横纹中央，下四缝穴位于四指节二节横纹中央，上四缝穴位于四指掌指横纹中央，不分男女，双手均挑，隔天轻挑1次，至病痊愈为止。

4.壮医药线点灸法

适应证：腹泻、腹痛。

操作方法：取脐周四穴、食背、足三里、大肠俞、三阴交等穴。每日1次，必要时可多次。

第三章　水道质（虚热型体质）

水道质人群形体偏瘦，手足心热；性情急躁，外向好动，活泼；口燥咽干，喜冷饮，胃纳不佳；大便干燥，小便少；舌红少津，脉细数；甲壁薄而脆，甲色鲜红，月痕多；白睛脉络粗大、浅淡、色鲜。

水道质常见的临床症状有口渴、口臭、尿频、尿急、尿痛、尿少、盗汗潮热、汗出不止或不畅、浮肿等。

第一节　饮食调理

多食瘦猪肉、鸭肉、绿豆、冬瓜等甘凉滋润之品，少食羊肉、韭菜、辣椒、葵花籽等温燥食物。还可以根据自身情况选用以下壮医特色药膳进行调理。

1.灯心草苦瓜汤

原料：灯心草15克，鲜苦瓜250克，油、盐适量。

烹制：苦瓜去瓤、核，切片，与灯心草一起加水煎煮20分钟，加入油、盐调味即可。

食用：饮汤，吃苦瓜。

功效：清热毒，除湿毒，利水道。可治疗尿路感染。

2.冬瓜鲤鱼汤

原料：冬瓜500克，鲤鱼1尾（约500克），砂仁10克，补骨脂10克，油、盐适量。

烹制：鲤鱼去肠杂，将砂仁、补骨脂用纱布袋包好塞入鱼肚内。冬瓜洗净切块，与鲤鱼同放入锅中，加油、盐及水煮汤。

食用：饮汤，吃鱼肉及冬瓜，可以常食。

功效：通利水道，调气消肿。可辅助治疗慢性肾炎，症见浮肿较甚、腰膝冷痛、大便溏泻、形寒肢冷、腹胀尿少，舌淡、苔白、脉沉细等。

3.茅根饭豆汤

原料：白茅根250克，饭豆100克，油、盐适量。

烹制：茅根加适量水，煎煮30分钟，滤去药渣，以药液加饭豆共煮汤，煮至豆烂稍加油、盐调味即可。

食用：吃豆饮汤，可做正餐食用。

功效：通水道，补气血。适用于慢性肾炎水肿较甚、纳食减少、头晕眼花、面色不华。

4.土人参蚂蚁精

原料：土人参、黄花倒水莲各250克，黑蚂蚁粉500克，白糖500克。

烹制：将土人参、黄花倒水莲用水泡透煎煮，每30分钟取药液1次，共煎取3次。合并药液，慢火熬至黏稠，放冷后加入黑蚂蚁粉、白糖搅匀，晒干压碎，装瓷罐内备用。

食用：沸水冲化服，每次10克，每日2次，常服。

功效：补气血，益肾精，通水道。适用于前列腺肥大，症见排尿费力甚至尿点滴而出，头晕眼花，腰膝酸软，舌淡、脉沉细无力等。

第二节 运动调理

水道质人群可根据年龄和性别适当参加运动，如年轻人可适当跑步、打球，老年人可适当散步、慢跑、打太极拳等，以通调水道、疏利气血。壮族花山舞蹈，有专家称之为"壮医乾坤掌子午功"，跳花山舞蹈是壮族人民导引养生的锻炼方式之一。

考古学家已有比较充分的证据证明，花山崖壁画基本上是战国至秦汉时期的作品。有学者认为其反映了古代壮族社会生活涉及医药卫生方面的内容。从其所描绘的人像之形态来看，不管是正面图还是侧面图，都是一种典型的舞蹈动作或气功形象，其中蕴含着不可忽视的祛病强身的直接效果，特别是对腰、膝、肩、肘等处肌肉的锻炼效果更为明显。壮族舞蹈和古代五禽戏有相似的功用，即锻炼身体，增强抗病能力。而壮族花山舞蹈既注重宏观功力，即天地人三气同步运行，又注重微观功力，即躯体、四肢、脏腑、气血、三道两路的同步调节，适合养生保健和祛病。壮族地区由于特殊的自然地理环境而阴湿多雨，脚气、风湿、身体重着等为常见多发之病证，严重影响人们的生产和生活，因此壮族先民创造了这些具有宜导滞着、疏利关节作用的舞蹈动作，并绘制下来作为永世流传的防治疾病的方法。这说明，壮族先民很早就形成了运动养生的理念。壮族人民至今仍然崇尚体育锻炼，习武强身，这是一个很好的佐证。

壮族自古以来就是个能歌善舞的民族。在贵港和西林出土的西汉早期的铜鼓上，也有许多舞蹈图像。至今一些民间壮医在防治疾病时，还演示类似花山崖壁画人像的功夫动作。因此，广泛利用舞蹈、导引、按跷等方法防治疾病，是传统壮医的一大特色。

第三节　壮医特色疗法

一、内治法

1.肉扭舌草汤

处方：白花蛇舌草30克，野菊花20克，金银花20克，石韦15克。水煎服，每日1剂，分3次服。

功效：清火，祛湿，排毒。

适应证：小便短涩、心烦口渴等。

2.四金汤

处方：金钱草15克，海金沙15克，鸡内金10克，郁金10克，水煎服，每日1剂，1次顿服。服药后加饮大量开水1000～2000毫升，以增加尿量把砂石排出。

功效：通淋排石。

适应证：小便不畅。

3.土人参通水方

处方：土人参20克，当归藤15克，黄芪10克，旱莲草10克，土牛膝10克，水煎服，每日1剂，分2次或3次服。

功效：补虚理气，通利水道。

适应证：小便不畅或不通，水肿。

二、外治法

1.壮医药线点灸疗法

适应证：小便不畅。

操作方法：取三焦俞、膀胱俞、肾俞、命门、下长强、中髎、下关元、阴陵泉，有血尿者加梁丘。每日施灸1次，疗程视具体情况而定。

2.敷贴疗法

适应证：小便不畅或不通。

操作方法：

（1）鲜大风艾30克，鲜青蒿30克，将药捣烂，用薄布包好外敷脐下2～3小时，并轻轻按摩下腹部。

（2）独头蒜1个，栀子3枚，盐少许。共捣烂，摊纸粘脐部，良久可通。

3.壮药内服外洗

适应证：水肿、小便不利。

操作方法：

（1）过山枫、九节风、见风清、六月雪、枫树叶、空桐木、山苍树、十大功劳各适量。水煎服1小杯，每日服1次；剩余药液洗澡，每日1剂。

（2）十大功劳、虎杖、满天星、芦苇、大叶鸟不站、十八症、水菖蒲、麻骨风、五爪金龙、野山桃皮刺、大钻、小钻、刺鸭脚木、柚子叶、九龙藤、大力王、六月雪、水泽兰、糯米藤各适量，水煎，每次服1小杯，每天服3次；剩余药液洗澡，每日1剂。

第四章　龙路质（寒型体质）

龙路质人群面色无华，形寒喜暖，唇淡口不渴，四肢不温，精神不振；性格多沉静内向；不爱饮水或只爱饮热水；大便多溏，小便清长；舌淡胖，舌苔白，脉沉细无力；甲色青或黑，月痕暴露少；白睛脉络细、散，靠近眼球边缘。

龙路质常见的临床症状有头晕乏力，心悸气短，畏寒肢冷，大便溏薄，小便清长，甚至便血或尿血。

第一节　饮食调理

平时可多食狗肉、羊肉、韭菜、生姜等温阳之品，少食梨、西瓜、荸荠等生冷寒凉食物，少饮绿茶。还可以根据自身情况选用以下壮医特色药膳进行调理。

1.花生猪骨汤

原料：花生仁（带衣）50克，猪大腿骨500克，盐、酒、姜各适量。

烹制：花生一半炒香，一半生用，与砍好的猪骨一起，加盐、酒、姜，按常法炖汤。

食用：佐餐食用，分2次或3次吃完。

功效：补血止血，通利龙路。

适应证：可用于辅助治疗凝血功能障碍引起的皮下出血、鼻衄、畏寒肢冷等。

2.壮阳狗肉汤

原料：狗肉250克，附子15克，菟丝子10克，盐、味精、生姜、葱、料酒各适量。

烹制：狗肉洗净，整块放入开水锅内汆透，再放入凉水，洗净血沫后捞出，切成3厘米见方的块；姜、葱切好备用。将狗肉放入锅内，同姜片煸炒，加入料酒，再将狗肉、姜片一起倒入砂锅内；同时，将菟丝子、附子用纱布装好扎紧，与盐、葱一起放砂锅，加清汤适量，用武火烧开，文火煨炖，煮至肉熟烂，加入少量味精即可。

食用：吃肉喝汤，佐餐食用。

功效：补阳气，升血压。

适应证：适用于患低血压的中老年人，症见四肢厥冷、早泄阳痿、夜尿多。

3.养叠（肝）舒筋汤

原料：女贞子15克，枸杞子15克，菟丝子10克，车前子10克，白菊花5克，猪脚250克，调料适量。

烹制：前5味药用纱布包好，与猪脚一起放入锅内，加水适量，武火烧沸后改用文火慢炖1小时。去药包，加入姜、酒、盐调味即可。

食用：吃肉饮汤，每日1剂，连服30日为1个疗程。

功效：养阴血，清热毒，祛风毒，舒筋骨。

适应证：适用于中风后半身不遂兼见患侧肢体僵硬和拘挛变形、肌肉萎缩、腰膝酸软、头晕耳鸣及舌红少苔、脉细数。

4.天麻猪脑羹

原料：天麻10克，猪脑1个（约200克），油、盐、姜等调料适量。

烹制：天麻切碎，与猪脑一起放入砂锅内，加适量清水，文火炖1小时左右，加入调料即可。

食用：取汤及猪脑食用，每日或隔日1次。

功效：清热毒，补巧坞（大脑）。

适应证：适用于中风后半身不遂、口眼歪斜、言语不利、头晕头痛、面赤耳鸣、舌红苔黄、脉弦有力。

5.鳝鱼粥

原料：鳝鱼2条，大米100克，盐、味精适量。

烹制：先把鳝鱼放清水里养2～3天。在锅中放入米和水，鳝鱼洗去表面的脏物，在尾巴上切小段，将其整条放入锅中，让其在锅里一直游，使血流出，待血流得差不多时即可开火煮，煮至粥熟，加入盐、味精等调味，再煮沸一两次即成。

食用：食肉喝粥，每日1剂。

功效：益气养血，健脾利湿，活血通络。

适应证：适用于妇女血虚经闭、痛经、产后体虚不复及风湿痹痛等。

第二节　运动调理

　　龙路质人群可做一些舒缓柔和的运动，如慢跑、散步、打太极拳等，不宜做过于剧烈的运动，避免在大风、大寒、大雾的天气中锻炼。若条件允许，可以参与壮族拾天灯这一既能强身健体，又能陶冶情操的传统体育活动中。

　　拾天灯是广西壮族和瑶族地区比较流行的一种传统体育活动。壮族人民多在喜庆节日举行此体育比赛。具体方法是先选择优质竹青扎成圆状框架，直径50~70厘米，外糊薄棉纸，底部放一盏小油灯（大小不限），即成一只状如水桶的"天灯"。点燃油灯后，天灯内气温升高，便徐徐升空，随风飘荡，直到油干灯灭，方缓缓下落。拾天灯多以比赛方式进行，赛时，先鸣炮三响，即可点燃油灯，待天灯升空后，各参赛队（一般以村寨为单位）派出身强力壮的选手，沿天灯飘荡的方向奋力奔跑，跋山涉水，紧追天灯，最先拾到天灯的选手将会受到大家的称赞和祝贺。

第三节　壮医特色疗法

一、内治法

1.万用止血方

处方：田七10克（研末冲服），白及30克，白茅根30克，煅牡蛎

30克（先煎），大黄5克。水煎服，每日1剂，分3次服。

功效：调养龙路，祛毒止血。

适应证：各种出血证。

2.功劳大仙汤

处方：十大功劳20克，仙鹤草20克，大蓟20克。水煎服，每日1剂，分2次服。

功效：调养龙路，补虚祛毒。

适应证：各种出血症伴有头晕乏力、发热等。

3.鸡参首乌水莲汤

处方：土党参15克，何首乌15克，黄花倒水莲15克，鸡血藤15克，水煎服，每日1剂，分3次服。也可制成丸剂，方中药量可按比例酌情增加，每次服6～9克，每日服2次或3次，饭前服。

功效：通调龙路，行气通脉。

适应证：心悸心慌，胸闷不适，伴有气短乏力、头晕目眩、手足麻木、面浮足肿、纳少便溏等。

4.百壳牛奶方

处方：五指牛奶30克，瓜蒌壳10克，百部10克。水煎服，每日1剂。

功效：通调龙路、火路，止疼痛。

适应证：胸部胀痛，倦怠乏力。

二、外治法

1.壮医药线点灸疗法

适应证：肢冷乏力、小便清长、头晕乏力等。

操作方法：取风池、膻中、太冲、梁丘、手三里、曲池、风门、肺俞、内关、劳宫、合谷等穴，每日点灸1次或2次，每个穴位点灸1壮或2壮，连续治疗6天。

2.药敷疗法和隔叶灸疗法

适应证：畏寒肢冷、头晕乏力、咳血、尿血。

操作方法：

（1）药敷疗法：大蒜、食盐各适量，捣烂，敷贴在双足涌泉穴上，再用纱布包扎好即可。2～3天换药1次，连续敷药10天。

（2）隔叶灸疗法：点燃黄豆大小的艾绒，隔大风叶灸双足涌泉穴，每日灸治1次，必要时可灸多次，每次灸10分钟，连续灸5天。

3.佩药疗法

适应证：胸部胀闷不适，乏力头晕。

操作方法：苍术、吴茱萸、艾叶、肉桂、砂仁、白芷、石菖蒲、冰片、丹参、三七各适量，将其洁净处理，去除杂质，放入烘箱于60℃下干燥，在洁净区内将药材混合粉碎至1000目（采用微粉粉碎法），包装成每袋10克，外加透气性强的特制布袋包装后制成香囊。把香囊挂在胸前膻中穴，每周换药1次，连续佩戴8周。

第五章　火路质（火型体质）

火路质人群身体壮实，喜冷怕热；面赤时烦，多动少静，声高气粗；口渴喜冷饮，胃纳甚佳；大便干，小便黄；发病易化热，平素易患实热证；耐冬不耐夏，不耐受燥邪。

火路质常见的临床症状有怕热喜冷，喜冷饮，经常脸色红赤，口渴舌燥，易烦躁，局部肢体麻木或感觉异常，各种疼痛，小便短赤，常便秘，舌红、苔黄燥少津，脉数等。

第一节　饮食调理

选用清补法调理。多食用清热降火食物，少食辛辣之品。推荐食用偏寒偏凉的食物，如萝卜、梨、小米、绿豆、鸭肉、豆腐、银耳、生地、白芍、菊花、金银花等；推荐食用清热药膳，如豆腐白菜汤、鲜藕汁饮、野苋菜汤；推荐营养保健食品，如β-胡萝卜素、维生素E、维生素C和硒。还可以根据自身情况选用以下壮医特色药膳进行调理。

1.二藤全蝎炖甲鱼

原料：鸡血藤20克，鸡屎藤20克，全蝎5克，甲鱼肉250克，料酒20毫升，姜10克，葱15克，盐5克。

烹制：前两味药洗净，切段，加水煎取浓汁。全蝎烘干后研末。将新鲜甲鱼肉洗净，均匀地抹上研好的全蝎细粉及盐、料酒，然后放入炖锅内，加入姜、葱、二藤药汁，加水适量。将炖锅置于武火上炖煮，待水烧沸后，改用文火炖煮60分钟即成。

食用：吃肉饮汤，每日1次。

功效：补阴血，祛风毒，通火路。

适应证：适用于面神经麻痹、体质偏弱、阴血不足。

2.菊花钩藤决明茶

原料：白菊花10克，钩藤10克，山楂10克，决明子10克，绿茶3克，冰糖适量。

烹制：前4味药水煎，滤取药汁约500毫升，冲泡绿茶，调入冰糖即可。

食用：温饮，不拘时。

功效：清内生热毒，调巧坞功能。

适应证：适用于热毒内生致巧坞功能受扰而引起的眩晕，症见头痛头晕（常因情绪激动，如愤怒、烦躁、过度高兴而诱发）、失眠多梦、口苦口干，舌红苔黄、脉弦。

第二节　运动调理

火路质人群可以适当做一些有氧运动，可以选择太极拳、太极剑、气功等动静结合的传统体育项目。锻炼时要控制出汗量，及时补充水分，不宜蒸桑拿。抛绣球是较适合火路质人群参与的一项壮族体育活动。

抛绣球是广西壮族人民的一项传统体育活动。此项活动多在农闲或喜庆节日时进行，既达到娱乐的目的，又能强身壮体，提高身体灵敏度和反应速度，而且能培养果断、坚毅、自信、积极向上的品质，陶冶美好高尚的情操。

先用绸布或花布缝制直径5～6厘米的圆球形袋，袋内填装豆类或沙子，重约150克。彩球底部缝有5条5厘米左右的穗带，其顶部连接一条约90厘米长的飘带。在赛场中线的中点竖一根9米高的杆，杆顶安装一个直径1米的投球圈。每队参赛运动员10人，男、女各5人。比赛时，相向对投，左手稍用力将绣球上抛，同时右手向后拉飘带，开臂。以右手握飘带处为圆心，以飘带长度为半径，使绣球在身体右侧按顺时针方向运动，同时蹬腿、送髋、伸臂送腕，重心前移。当绣球绕至前上方时，顺着球的惯性将球以合适的角度抛出，左臂自然平屈于胸前。将球投过投球圈即得1分，投中多者为胜。

第三节　壮医特色疗法

一、内治法

1.龙虎止麻汤

处方：宽筋藤20克，通城虎10克，过江龙10克，丢了棒10克，威灵仙10克。水煎服，每日1剂，分3次服。

功效：调气补虚，祛毒通络。

适应证：头部、肢体或局部麻木，呕恶欲吐等。

2.血马胎汤

处方：鸡血藤15克，伸筋草15克，半枫荷10克，走马胎10克，九节茶10克。水煎服，每日1剂，分3次服。

功效：补虚排毒，通络、活血、止痛。

适应证：肢体麻木、身体困重、腰背酸痛、头晕目眩等。

3.天王健皮汤

处方：当归藤15克，杜仲15克，羊耳菊10克，千年健10克，五加皮10克，天麻10克。水煎服，每日1剂，分3次服。

功效：补虚排毒，通火路，强筋脉。

适应证：肢体麻木，萎软无力，头晕目眩，咽干耳鸣，等等。

二、外治法

1.壮药外洗疗法

适应证：局部麻木，伴有身体困重、腰背酸痛等。

操作方法：了刁竹10克，透骨消20克，通城虎30克，下山虎20克，路路通20克。煎水外洗患处，每日1剂，每日洗2次或3次，15日为1个疗程。

2.壮医针刺疗法

适应证：局部麻木。

操作方法：用绣花针蘸少许硫黄粉（似芝麻大小）于灯上燃烧，立即将针刺入患处皮下或穴位（不可太深），每日1次，7日为1个疗程。

3.壮医药物竹筒拔罐疗法

适应证：头晕头痛，烦躁易怒，伴有身体困重、局部麻木等。

操作方法：

（1）上肢感觉异常：取患侧颈肩部的新设、肩中俞、肩井、天宗、胸段脊柱中线及其两侧的膀胱经内侧循行线上诸穴，患肢的肩髃、手三里、足三里、三阳络、外关、鱼际、中渚、曲泽、天泽、郄门、劳宫等穴。

（2）下肢感觉异常：取腰骶段脊柱正中线及其两侧的膀胱经内侧循行线上诸穴，患侧臀部的环跳、风市、腰阳关、阳陵泉、悬钟、承扶、殷门、委中，下肢的承山、昆仑、血海、地机、三阴交、涌泉等穴。上述穴位须轮番应用，每次5～10个，每次均留罐10～15分钟，1～2日施术1次。

4.壮医内外兼治法

适应证：适用于有上述综合症状、体质较虚弱。

操作方法：

（1）鸡蛋1个，煮熟取出蛋白趁热敷脐部，每日2次，连敷3日，夜间敷。另取鸡肉适量，加酒炖服。

（2）五加皮50克，旱莲草50克，花椒30克，金不换50克，风姜30克，煎水外洗患处。另用八角粉少许和鸡蛋清煮熟拌匀擦患处，每日1次，15日为1个疗程。

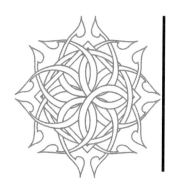

下编

壮医特色技法和
药物

第一章 壮医特色诊断方法

第一节 壮医望诊法

壮医望诊是壮医诊断疾病的首要方法，是壮医对患者病情的一种简单快速的综合判断，包括望形态、望神、望面色、望目、望皮肤、望手足、望舌7个方面。

望形态：形是形体，态是姿态。通过望患者形体的强弱胖瘦，可知内脏、气血阴阳的盛衰，疾病的程度及预后，即望形体；望形体的动静姿态可判断疾病，不同动态可反映不同疾病，即望姿态。

望神：通过对患者精神意识和神志活动来判断病情。

望面色：通过观察面部皮肤的色泽变化来诊察病情，据此了解气血的盛衰、邪毒的性质、病情的轻重和预后。

望目：通过观察眼睛不同部位的形色变化，以诊察内脏的病变。

望皮肤：通过观察皮肤色泽、外形的变化，以及皮疹、水疱和疮疡等病变来诊察病情。

望手足：通过观察四肢、手足外形变化和异常动态以判断疾病。

望舌：通过观察舌质和舌苔在形态、色泽、润燥等方面的变化以测知病情变化（具体内容在本章第三节介绍）。

一、望形态

1.望形体

体强：身体健壮，皮肤光泽有弹性，肌肉结实有力，胸廓宽厚匀称，骨骼粗大灵活。

体弱：身体瘦弱，皮肤枯燥无弹性，肌肉瘦削无力，胸廓狭窄不匀称，骨骼细小。

体胖：身体浑圆，头圆，颈短粗，肩宽平，胸宽短圆，腹大，身体偏矮，多后仰。

体瘦：身体消瘦，头长颈细，肩窄，胸窄平坦，腹部瘦瘪，身体偏高，多前屈。

2.望姿态

行走姿态：行走时身体前倾，以手护腹多为腹痛；以手护腰、弯腰曲背，多为腰腿痛；行走时身体摇摆不定为筋骨受损；行走时突然止步不前，以手护心为心痛。

坐姿：坐而仰首，为痰盛的肺实证；坐而俯首，气短懒言，多为肺虚或肾气不足；坐时常以手抱头为头痛。

卧姿：卧时身重不能转侧，喜加衣被者，多为虚证、寒证；坐卧不安、烦躁者，多为腹满胀痛。

站姿：站立不稳，多为眩晕，气血并走于上；不耐久站，属气血阴虚；站立时双手护心或腹，多为心痛或腹痛。

二、望神

神通过目光神态、面部表情、形体动作、语言气息、反应能力等表现出来。

正常人目光灵活、明亮有神、言语清晰、神志清楚、呼吸匀畅、肌肉润泽、大小便控制自如，提示气血充足，脏腑功能正常，为健康表现。

如患者精神不振，双目乏神，面色少华，肌肉松软，倦怠乏力，少气懒言，动作迟缓，提示正气不足，气血轻度损伤，机体功能较弱。多见于轻病或恢复期患者，亦可见于体质虚弱者。

如患者目光迟钝、目无光彩、瞳仁呆滞、面色晦暗、呼吸异常、肌肉消损、反应迟钝，甚至神志不清或突然昏倒，提示正气大伤，气血亏虚，患者脏腑功能衰败，病情重，预后不良。

久病重病本已失神，如突然精神转好，颧红，两眼突然有光，但眼球呆滞不灵活，食欲增加，局部症状的好转与整体病情的恶化不相符合，提示气血极度衰竭，阴阳即将离决，常是病危临终前的表现。

三、望面色

正常面色：红润光泽。

青色：表明龙路火路瘀阻、气血不通。主寒毒、痛症、瘀血、惊风和肝病。

赤红色：为气血充盈龙路所致。主热毒之实热证或虚热证。

黄色：面色淡黄无光泽为谷道虚、气血不足所致。主湿毒证、虚证。面色黄如橘皮，眼白发黄为湿毒证。

白色：主血虚、寒毒、阴盛阳衰。虚寒证面色白而浮肿，血虚证面色白而消瘦，面色突然苍白、出汗量多、四肢冷是阳气虚脱或失血过多的急症。面部白斑或白点常见于肠道寄生虫患者。

黑色：主寒水毒邪内盛，血滞龙路及肾虚水饮不化，龙路不畅，故面呈黑色，眼眶周围发黑。

四、望目

1.目神

有神：目光炯炯有神，视物清晰，双目转动灵活。

无神：目光迟钝晦暗，视物模糊，双目转动不灵。

2.目色

正常目色：眼睑内与目眦红润，白睛色白，黑睛褐色或棕色，角膜透明无色。

异常目色：如目赤肿痛为热毒表现，白睛黄染为黄疸病，目眦淡白为"勒"（血）虚，目眶色黑多属"咪腰"（肾）虚或寒湿毒邪下注的带下病。

3.目形

眼睑浮肿，为浮肿病初起之征；眼窝凹陷，为久病重病；气血虚弱，两眼深凹，视不见物，为阴阳竭绝的危重证候；眼睛突出，兼目光炯炯，颈前肿起，为瘿瘤。

4.目态

正常人眼球活动自如、灵活，瞳孔呈圆形，对光反射灵敏。白睛翻起、直视、斜视为风毒内动之惊风、痉厥或大脑坏之危象；眼睑震跳不能自主控制，多因风热毒邪外来，或血衰气弱，火路失养所致；瞳仁散大，多属肾精耗竭，为濒死危象，也见于某些中毒症；瞳仁缩小，多为肝胆火炽，或肝肾劳损，虚火上扰，或为川乌、草乌、毒蕈、有机磷农药中毒。

五、望皮肤

主要观察皮肤色泽、形态的变化，正常人皮肤色微黄透红，柔润光滑，富有弹性而无肿胀。

皮肤变红：多为风热火毒所致，小儿则与胎毒有关。

皮肤发黄：多因湿热毒邪熏蒸，胆汁外溢肌肤或寒湿毒邪阻遏所致。

皮肤发黑：可由阴证黄病日久转变而来，也可因房劳伤肾所致。

皮肤白斑：多因气血失和，血不养肤所致。

皮肤干枯：多因水液已伤，血亏日久，肌肤失养所致。肌肤肿胀多为水道功能失常，水毒泛溢或气虚不能收摄，或气郁所致。

斑疹红紫：多因风毒、热毒盛炽；斑疹塌陷、散漫多为正虚不足。

痈、疽、疔、疮：红、热、肿、痛多属阳证；漫肿无头，部位较深，皮色不红多为阴证。

六、望手足

正常人四肢匀称，活动自如。肢体肌肉痿废，常见于痿病、鹤膝风等；四肢肿胀见于浮肿病；关节肿大，伴疼痛，屈伸不利，行动困难，为痹病；四肢抽搐为风毒内动之象；四肢震颤为气血亏虚、骨肉失养或饮酒过度所致。

第二节　壮医目诊法

目诊是壮医最有特色的诊断方法之一，即观目诊病。在正常的生理状态下，目能包含一切、洞察一切；在病理状态下，目也能反映百病，即许多疾病都可以通过观察眼睛的变化诊断出来。

壮医目诊法的主要原理：人体的各个部位、器官、组织在眼睛上都有特定的反应区，当身体某个部位发生疾病时，器官、组织的病理改变都可以在眼部的虹膜和巩膜上反映出来，并在特定的反应区出现不同的信号。目诊通过观察眼睛各部位的形态、色泽、斑点、穹隆及位置结构上的信号变化，就可以测知疾病的病位、病变性质、病变范围、病情轻重及预后和转归等。目诊的诊断工具比较简单，一般通过裸视或借助放大镜观察，来判断相应的脏腑发生的病变、损伤或功能紊乱。目诊主要包括黑睛诊法、白睛诊法。

一、壮医目诊操作技术规范

目诊的操作技术规范包括目诊的检查方法和定位方法。

1.目诊的检查方法

根据病情可让患者采取坐位、卧位或站位。先嘱患者双目平视，并缓慢左右转动目睛以便观察。医者右手持手电筒照射患者眼睛，以看清为度。再以食指和拇指分开患者的上下眼皮，嘱患者将视线集中于自己脚尖，以充分暴露白睛（巩膜）区域。

2.目诊的定位方法

（1）白睛时钟十二等分标记法。

将每一侧眼睛的白睛分为12个部位。在瞳孔正中作垂线和横线，交叉于瞳孔正中，以球结膜缘为边，上缘为12点，下缘为6点，左侧为9点，右侧为3点，依此类推分为1～12个点。

（2）白睛投映区标记法。

壮医目诊认为，人体的各个部位有规律地投映在眼球结膜上，身体上部的部位在瞳孔水平线以上，下部在水平线以下，左侧在瞳孔垂线左边，右侧在瞳孔垂线右边。

（3）黑睛投映区标记法。

黑睛（虹膜）分为7个环，每个环代表一定部位、器官和功能的投映区，第6环即器官投映节段，有规律地排列着各个器官、部位的投映区。按照操作和定位的规范，再根据定位上的各种征象，就可以推断相关脏腑的病变。

二、目诊指征及其主病

目诊主要根据相应区域血管发生的形态与颜色的变化来诊断疾病和判断病情。

目诊内容主要为脉络颜色的深浅、弯曲频率、怒张、离断、有无混浊、有无散乱、有无斑点及其他异常信号改变。著名壮医目诊专家黄老五医师曾概括壮医目诊的诊断规律：着色深浅判新久，弯曲频率别轻重，脉络混浊有湿毒，脉络散乱为风毒，脉络近瞳属于火，脉络靠边属于寒，黑斑瘀来蓝斑虫，目诊仔细辨分明。

1.脉络的形态

一般而言，血丝表浅、明显，脉络弯曲多、弯度大为急病、重病；脉络弯曲少、弯度小为轻病、慢性病或久病；血管根部粗大，多属顽性疾病，且有器官损害；脉络边界浸润浑浊、模糊不清为体内有湿毒；若脉络多而散乱，分布毫无规则，为风毒作祟；脉络多而集中，靠近瞳仁为火毒、热毒；脉络分散，远离瞳仁为寒湿之毒或风寒之毒；若白睛有血管曲张或黑色斑点为瘀毒，见于龙路、火路不通等病证。

若见蓝点、蓝斑，为谷道虫毒内积；脉络中断或被黑色瘀点分隔开，表示该器官血液循环障碍；脉络延伸到其他区域，提示多器官的病变；脉络呈树枝样分叉，表明该器官炎症的播散扩张或血液循环障碍等；脉络呈横行走向，提示消化系统有严重病变；血丝延伸进入黑睛，或穿过黑睛形成贯瞳，多属淋巴系统重疾。

2.脉络的颜色

正常状态下白睛血丝少、浅淡，如脉络色鲜红，多为新病、急病、热病；色紫红，多为痰症或瘀病；色深红，表示病情较重或恶化；红中带黑，多为新病久治不愈，病程长，正气始虚；红中带黄，提示病情好转，病势减轻；淡黄略红，为病将愈，或该病证消失；色浅淡，属虚证、寒证；色暗灰，为陈旧性病灶。

三、部分病证的壮医目诊指征

肝硬化：眼睛白睛肝区脉络增粗、弯曲多、弯度大，脉络多且集中、靠近瞳仁、色深红，脉络边界浸润浑浊、模糊不清，末端可见瘀点；黑睛肝区有凹陷穹隆，消化环残缺不全。

中毒：上脉络弯曲多，弯度大，色青紫或青黑。

风病：脉络多而散乱，分布毫无规则，色绛红。

风湿病：上脉络边界浑浊、模糊不清，色绛红。

咳痰：白睛脉络颜色深红，脉络弯曲，多而散乱，如蜘蛛网，并且脉络边界浸润浑浊、模糊不清。

咽痛：白睛鼻咽反应区脉络弯曲多，隆起曲张，弯度大且集中近瞳仁。

消化性溃疡：巩膜胃肠区有以12点或6点为中线的大"U"形或倒"U"形、倒"Y"形脉络分布，根部增粗、曲张，色鲜红，且近虹膜端有顶部带瘀点的脉络分支，或该区巩膜、虹膜交界处兼有瘀点。黑睛消化环纹理不均匀，时粗时细，时疏时密。

糖尿病：白睛上常有小红点出现，这是毛细血管末端扩张所致；黑睛上双眼虹膜卷缩轮有典型念珠刻痕，状如蔷薇疹或蔷薇花瓣。

高血压：双眼白睛11～12点区域，即"头部"反应区脉络增粗、扩张、弯曲或螺旋状，部分脉络末端见深色斑点。病程长者，脉络颜色深暗；病程短者，脉络颜色鲜红。黑睛周围出现色彩浓厚的乳白色环，周围纤维紊乱，模糊不清，尤其在上部脑区乳白色雾状影明显增厚。

淋病：定位为左眼白睛6～7点处，右眼巩膜5～6点处，征象为左眼或右眼或双眼反应区有增粗、弯曲多、弯度大，亦红色或淡蓝色血管向瞳孔方向延伸，急性感染则见血管赤红，突起明显。

子宫肌瘤：定位为左眼或右眼巩膜约6点处，征象为左眼或右眼或双眼约6点处有增粗，弯曲且靠近瞳孔方向，带圆形瘀点的血脉，类蝌蚪状。黑睛生殖器反应区色彩浓厚，颜色变暗。

输卵管阻塞：白睛约6点处可见脉络弯曲、增粗或螺旋状，在白睛某处突然出现中断，末端可见瘀点，部分患者在白睛约12点处亦出现脉络增粗、弯曲、中断，末端见瘀点。少部分患者仅见白睛6点处脉络增多、散乱、色鲜红征象。

腰椎间盘突出：白睛12点处血管弯曲如蛇行，向下延伸，近瞳孔处可见大小不一的瘀血点。如有下肢麻木疼痛症状，则白睛6点处见血丝增粗，呈螺旋状延伸。

第三节　壮医舌诊法

舌诊是壮医常用诊断方法之一，壮医认为舌位于口腔之中，与气道相通，上面布满龙路、火路脉络。人通过谷道进食，经胃、脾、肝吸收水谷精华而化生为气、血，与气道纳入之气相合，顺龙路网络上注于舌，故舌可以反映人体气血之亏盈。此外，痧、瘴、风、湿等诸毒通过谷道、气道入侵，舌居于谷道门户，毒之轻重可从舌反映出来。

一、舌诊方法

在充足光线下进行，嘱患者将舌头自然地伸出口腔外，医者仔细观察舌色、舌形、舌态、舌苔等的变化。观察的顺序一般从舌尖到舌根，主要察看舌体色泽、斑点、胖瘦、老嫩及动态，以及舌苔的有无、厚薄、腐腻、色泽、润燥情况。舌诊之前注意不要进食带有颜色的食物，以免影响观察。

二、观察内容

1.观舌色

舌色主要分淡红、淡白、红绛、青紫4种。

淡红舌：舌质颜色淡红，润泽，白中透红，为正常人气血调和的征象。

淡白舌：舌色较淡红舌浅，红色较少而白色偏多，一般为气血亏损。

红绛舌：舌色较淡红舌红，舌色鲜红者称为红舌，舌色深红者称为绛舌，主热毒。舌尖红为心火太盛，舌边红为肝胆火盛，舌中红为胃火炽盛。

青紫舌：全舌呈均匀青色或紫色，或舌的局部见青紫色斑块、瘀点为青紫舌，主气血运行不畅，血滞内停。舌绛紫而深，干枯少津液，多为热毒太盛；舌淡紫而润，多为阴寒内盛；舌色暗紫、青紫为血瘀较重；局部紫斑、瘀点为血瘀较轻。

2.观舌形

正常舌体大小适中，异常舌分为老舌、嫩舌、胖大舌、肿胀舌、瘦薄舌、裂纹舌、芒刺舌、齿痕舌。

老舌：舌质纹理粗糙为苍老舌，主热实证。

嫩舌：舌体纹理细致，多为气血运行不畅，内有水湿，主虚证。

胖大舌：舌体较正常舌体大，舌肌松弛，主水肿、痰饮。

肿胀舌：舌体肿大，舌体肌呈胀大状，甚者不能闭口，不能缩回，主热实证。

瘦薄舌：舌体较正常舌体小而瘦薄，主阴血亏虚证。

裂纹舌：舌面有明显的裂痕，主血虚证（先天裂纹舌者除外）。由血虚水耗，舌体失养所致。

芒刺舌：舌体上有红色颗粒突起如刺，摸时感觉刺手，主肝胆热盛；舌中有芒刺主胃肠热盛。

齿痕舌：舌体边缘有压迫痕迹，舌体肿大，出现齿痕，主气虚、阳衰阴盛。

3.观舌态

正常舌，舌体活动灵敏，伸缩自如。提示气血充盛，龙路和火路通调，内脏健旺。

强硬舌：舌质红而强硬，多见于中风先兆，多因外感热毒，内伤痰湿，内阻心窍，肝风夹痰上扰神志。

震颤舌：舌体不停颤动，多为肝病，舌淡白而颤动为血虚，舌红绛而颤动为热极生风。

歪斜舌：舌体不正，伸舌时偏斜于一侧，为风毒内生，夹痰毒阻滞火路脉络而致，多为中风或中风先兆。

短缩舌：舌体紧缩不能伸长，甚则不能抵齿。舌红绛而短缩者，属热病，多为昏迷患者。

吐弄舌：舌体反复伸出口外，其中伸出时间较长，慢慢收回为吐舌；稍微伸出立即收回，上下左右舐弄为弄舌。吐弄舌多为小儿智力发育不良所致。

4.观舌苔

主要观察舌苔的薄厚、润燥、腐腻、剥落等变化。

薄厚苔：透过舌苔能见舌体为薄苔，透过舌苔不见舌体为厚苔。薄苔为疾病初起，厚苔为病情较重。

润燥苔：舌苔湿润适度为正常苔，苔干、粗糙为燥苔。苔的润燥程度表示体内津液的盈亏情况，若舌红绛而苔润为热重，舌红而苔燥为湿重遏制阳气。

腐腻苔：苔质颗粒细腻致密，融合成片，中间厚边周薄，紧贴于舌面，揩之不去，刮之不易脱落者，称为腻苔，多由痰湿恶毒内蕴所致，主湿毒、痰毒。苔质疏松，颗粒较大，舌边、舌中厚，刮之如豆腐渣样为腐苔，为湿毒邪浊上泛、胃气渐衰之征。

剥落苔：舌面本有苔但部分剥落，为胃气或胃阴受损。若舌苔骤然退去，舌面光洁如镜为光剥苔，剥苔一般主胃气匮乏、气血两虚或胃阴枯槁，亦是全身虚弱的一种征象。

5.观舌苔

舌苔的颜色分为白苔、黄苔、灰黑苔等。

白苔：主表寒证，苔薄白而干，舌尖红为肺热，苔厚白主痰湿。

黄苔：多为热毒症，从黄的程度辨别热的轻重。

灰黑苔：苔色浅黑为灰苔，苔色深为黑苔。灰黑苔多为里热重证，如苔灰黑而润为阳虚、痰湿内阻；苔灰黑而干为里热证。

第四节　壮医甲诊法

甲诊是指通过观察指甲的形态、质地、色泽的变化来诊断疾病的独具特色的壮医诊察方法，属壮医望诊的内容之一，具有简单、独特、快捷、实用的特点。壮医认为，人体主要由脏腑、骨肉、气血构造而成，正常情况下，营养物质和气血精微通过龙路、火路输布，人体生命活动得以维持，身体健康无病。如果各种邪毒外侵，或湿热内毒生长，亦以龙路、火路为通道，造成两路通行不畅。而手部指甲上下密布龙路、火路末梢的网络分支，故人体的中毒深浅、气血运行状态、脏腑器官功能的好坏等，皆可以从指甲上反映出来。

一、甲诊部位

一般观察指甲的4个部位，首先是甲体，为指甲的主要部分，即手指末节指面的角质小板；其次是甲床，为体下的真皮层；再次是月痕，为甲体根部的半月形苍白区；最后是甲襞，为围绕甲体周围的组织。

二、甲诊方法

甲诊最好在白天的自然光下进行，气温以20 ℃左右最适宜，过冷或过热都会引起指甲循环改变而干扰诊断。操作时，受检者应平伸手掌，掌心向下，将手掌自然地平放在齐胸高的桌面上或医者的掌心上，各指应自然伸直，平心脏高度为宜，医者可于30厘米外用肉眼或用放大镜观察，依次检查受检者各个指甲的甲体、甲床、月痕、甲襞等部位的变化，一般应检查双手甲象，以便相互对比，综合判断。

三、甲诊内容与临床意义

1.观甲色

淡红有光泽为正常甲色。甲色鲜明多为新疾、轻病，甲色晦暗多为宿疾、重病。

甲色鲜红、绛红或深红，为热毒症。

甲色青紫或紫黑，为寒毒血滞或热毒血壅，龙路、火路瘀阻。

甲色淡白或苍白，为寒毒或气血不足之征兆。

甲色黄，多为湿病。

甲床有絮状白点或白斑，为谷道功能不足或有虫毒。

甲床面有芝麻状的黑点，提示曾有外伤病史。

2.观甲质

健康人甲质质地厚薄均匀，鲜活，光滑洁净。

甲色淡白或苍白、甲软或甲体呈细小竖条纹路，为气血不足，指甲失养。

甲质增厚，凹凸不平，为湿热痰饮诸毒内阻，或有癥积肿块。

3.月痕

月痕位于指甲根部，形如一弯新月，月痕暴露太多，多为内脏气血阴精外泄。月痕暴露太少，甚或全无，为阳不足而寒毒盛，主寒毒阴证。

4.甲襞

若甲襞颜色异常，表示与毒邪侵入或气血荣枯有关。

第五节 壮医询诊法

询诊法是通过询问患者或陪诊者，了解疾病的发生、发展、治疗过程、现在症状及其他与疾病有关的信息，从而对患者所患疾病做出初步诊断的方法。

一、壮医询诊的程序

询诊程序包括询问患者的一般情况、主症（主诉）、伴随症状、发病及治疗经过，以及远事、家事等。

1.询一般情况

询一般情况包括患者的姓名、年龄、民族、职业、婚姻、住址、籍贯等，可以全面了解患者的情况。

2.询主症（主诉）

询主症即通过询诊了解患者感到最痛苦的是什么和就诊的目的，以便医生从患者陈述的主症中对所患疾病做出大致的判断。如主诉呕逆，即可大致判断病在谷道；主诉咳喘，则大致判断病在气道；主诉水肿、尿涩，则病在水道，等等。

3.询伴随症状

询伴随主症出现的其他症状，可帮助进一步确定病位、病性。如主诉为呕吐，若伴里急后重、大便见红、发热口干，可判断为湿热痢；若无里急后重，大便水样，口不渴，腹痛，多为寒湿泄泻。

4.询发病及治疗经过

询发病经过可以帮助推断病因，如进食后发病者多为伤食、中毒；冒雨涉水后发病者多为感受风寒湿毒；烈日下劳作发病者多为暑热为患。询其治疗经过可以帮助了解有无失治、误治，以供制订治疗方案时参考。

5.询远事

让患者回顾既往的健康状况，即既往史。

6.询家事

询问患者的家族史，了解其所患疾病是否与传染、遗传有关。

二、壮医询诊的内容

1.询寒热

发冷发热，常为毒邪内侵、邪正交争的表现。若寒热并见，多为外感痧症；寒多热少为风寒毒，热多寒少为风热毒。但寒不热为寒毒，主寒症；但热不寒，若持续高热不退，多为热毒、火毒为患，常见于疮痈、痧症、中暑等。若长期低热不退，一般为阴亏或气虚，或湿遏热伏，瘀毒内阻，热不外扬。若寒热交作，多为瘴疾。

2.询汗

询汗应注意其有汗、无汗，区分生理性出汗、伴随症状等。若常自汗出，动则尤甚，多为气虚不摄，龙路、火路卫外不固，常见于体虚之人；而睡则汗出、醒则汗止，为盗汗，为阴虚所致；若大汗不止，伴高热烦渴，为热毒、火毒内盛；汗出如油，气短息微，为阴阳离脱；若半身汗出，多为龙路、火路脉络瘀阻，常见于半边痧等症。

3.询痛

疼痛是临床上十分常见的症状，多种原因、多种疾病均可引起，须结合疼痛的部位、性质及伴随症状才能做出明确的诊断。

4.询饮食口味、二便

壮医认为，司饮食、二便为谷道、水道的主要功能。饮食自口而入，经谷道消化，一部分变为精微营养，输布全身；一部分变为废物，大便经谷道、小便经水道排出体外。故询饮食口味、二便可察知谷道、水道之功能及全身正之盛衰及毒之轻重。

饮食口味：口干多为热毒为患，或津伤，主阳证；口不干多为寒毒为患，或水湿内停，主阴证。若见食少、消瘦、神疲乏力，多为谷道（肠胃）功能低下；食少、便溏、头身困重，多为湿毒内困；食少、厌油腻、面目发黄，多为湿热内困；多食易饥消瘦，多为谷道功能太过，常见于消渴病、甲亢等；小儿嗜食异物，多为虫毒内积。对于一些慢性病及重症患者，若能进食，则预后较好，否则预后较差；若本不能食，忽而暴食，为正气将绝、阴阳离决之危候；若滴水粒米都未能进，多为谷道（食道）肿瘤；若口淡无味，多为谷道功能低下；若口甜而黏腻多为湿热之毒上泛；若口苦，为湿热之毒内蕴。

大便：大便干结，为谷道有热或津亏失润；大便烂，次数增多，甚或如水下注，为谷道不用，转输失灵或暴饮伤食。

小便：小便量多清长，为虚证，主寒；尿量减少，短赤涩痛，为湿热之毒下注；若小便失禁，多为肾脏亏虚，或见于巧坞（头脑）乱之危重病证；遗尿为水道不固所致。

对于女性患者，还要注意询其经带胎产等情况。

第二章　壮医特色治疗方法

第一节　药物内服疗法

药物内服疗法是以壮药煎汤或制成散剂、丸剂、片剂、酒剂、胶囊剂等内服，从而达到治疗目的。

一、适应证

药物内服疗法的适应证很广，内外妇儿各科皆适用，选用药物视具体病证而定。内服疗法禁用或慎用毒性药和烈性药，或经炮制降低毒性后再用，以免引起药物中毒。

二、用药特点

壮医临床主张辨病与辨证相结合，辨病为主，多主张专病专药。

1.针对病因选用药物

对瘴疾，选用青蒿、槟榔、薏苡仁等药物；对痧病，选用救必应、金银花、板蓝根、三叉苦、山芝麻、黄皮果等药物；对瘀病，选用田七、桃仁、赤芍、苏木等药物；对疮肿，选用大青叶、蒲公英、地丁草、七叶莲、两面针等药物。

2.针对兼症选用药物

对外感痧毒咽痛者，加毛冬青、鱼腥草、穿心莲、玉叶金花；咳者加十大功劳、土瓜蒌、三叉苦、百部、穿破石等。

3.辨病为主，专方专药

针对各种不同的疾病选用专方专药。如胃病用山白虎胆、一枝箭、过江龙、金不换，痨病用不出林、铁包金、石油菜，穿破石、黑吹风，红白痢用凤尾草、地桃花、金银花藤，骨折用天青地红、小叶榕、七叶莲、泽兰、接骨草、铁板栏、两面针，等等。

第二节　壮医针挑疗法

壮医针挑疗法是壮医民间常用的医疗技法之一。运用大号缝衣针、三棱针（古时用硬植物刺、青铜针、银针）等作为针具，通过挑刺龙路、火路的体表网结，疏结通滞，鼓舞正气，逐毒外出。

一、适应证

适用于痧证（羊毛痧、七星痧、五梅痧等）、痹证、四肢关节疼痛或僵直、腰痛、跌打损伤、肌肤麻木不仁等病。

二、挑点选择

常用挑点大部分为龙路、火路网络在体表的反应穴（网结，又称压痛点或敏感点），或龙路、火路的皮下反应点（皮下网结，如瘴疾患者背部有小红点，痧症患者阴部有小疙瘩）。

壮医挑点治病的一般规律：头部挑点常用于治疗头部疾病、发热性疾病等，背部挑点常用于治疗腰脊痛、背痛、风湿痛，胸部挑点主要用于治疗胸痛、感冒及一切热性疾病，腹部挑点主要用于治疗腹部疾病、痛经等，上下肢挑点主要用于治疗神经痛、风湿痛等。

壮医罗家安针挑疗法寻找挑点的方法较独特，其一般原则是以疾病所在部位为依据，施术者先用右手中指用力划患者患部皮肤，使患部肌肉收缩而隆起，在隆起线的两端或中间取穴。寻找臀部旁边的挑点，用手指在患处按压，同时观察腿部伸缩情况，当压至腿部出现伸缩时，所压的部位即是挑点。寻找臀上部的挑点，则用手在患处按压，同时观察背部肌肉收缩情况，在背部出现肌肉收缩处或反应点（肌肉跳动处）即是挑点。寻找脊柱两旁的挑点，一般每两个穴位间相隔两节食指（中节）的长度，起点视具体病情而定。对于病情复杂者，多采取交叉取点，即以脊柱为中线，从上向下，先左后右，走"之"字取点。

三、操作方法

就基本手法而言，有浅挑、深挑、疾挑、慢挑、轻挑、重挑、跃挑、摇挑等。不管采用何种挑法，均以疾进疾出（慢挑除外），挑断表皮或皮下部分组织，针孔能挤出少许血液为要。

具体操作步骤：选好挑点，常规消毒挑点及针具，左手拇指绷紧挑点皮肤，右手拇指、食指和中指三指合拢握紧针具，对准挑点迅速入针并挑起，然后在挑点挤出少许血液，再涂消毒液即可。

四、注意事项

有出血性疾病或出血倾向者慎用。极度虚弱者慎用或不用。

第三节　壮医挑痧疗法

壮医挑痧疗法是通过挑刺人体一定部位，从皮下挤出点滴瘀血，从而治疗痧症的一种治疗方法，属壮医针挑疗法之一。

一、适应证

适用于痧症，如暗痧、宿痧、郁痧、闷痧等。

二、常用挑点选择

热盛火炽之痧症，可选择百会、太阳、印堂、耳背脉络、舌下青筋、曲泽、十指（趾）尖，口噤者加挑金津、玉液，火毒炽盛神昏者加挑四门。

三、操作方法

以左手食指和拇指将治疗部位的皮肤捏起，右手持针刺至捏起部位皮肤深层后将针尖向皮肤外挑出细丝样组织，用刀片将细丝割断，每次挑切5～7条即可，挑毕以碘酒消毒，纱布外敷。操作方法如下。

（1）天部（头部、颈部、项部）挑刺，一般从印堂穴开始，头痛加挑双侧太阳穴，呕吐挑颈部两侧各一痧痕点，后头痛挑项部两侧各一痧痕点。

（2）人部（胸部）挑刺，从华盖穴开始沿肋间左右挑刺5～7个痧痕点，胃脘痛加挑中脘穴，腹痛加挑肚脐两侧和小腹两侧各一痧痕点。

（3）腰背部挑刺，喘咳取肺俞，胃痛、腹痛、腰痛均可加挑背俞穴，下肢抽筋加挑委中穴。

此外，壮族民间还有用大号缝衣针挑肘窝、腘窝挤放毒血，或先以手沾冷水拍打肘、颈后部，然后以双手夹捏成红黑色，再行挑刺放血。

四、注意事项

有出血性疾病或出血倾向者慎用，极度虚弱者慎用或禁用。施术宜轻、巧、准、疾，术前应做好解释工作，争取患者的配合。

第四节　壮医挑痔疗法

壮医挑痔疗法是针挑疗法的一种，能疏通龙路、火路，鼓舞正气，逐邪外出。

一、适应证

适用于炎性外痔、肛门瘙痒、轻度脱肛等。

二、常用针具

大号缝衣针、三棱针（古时用硬植物刺、青铜针、银针）等。

三、挑点选择

在腰骶部寻找挑点。挑点特征：外形似丘疹，高出皮肤，有的不突起，如针头大小，圆形，略带光泽，呈灰白色、棕褐色或淡红色不等，压之不褪色。所选挑点要与色素痣、色素斑、毛囊炎相区别。找点困难时，可用手摩擦患者腰骶部皮肤，即可出现。若腰骶部同时出现两点以上者，应选择其中最明显、位置最低的点。一般每次只挑1个痔点，若患者身体较好，最多可挑2个或3个。

四、操作方法

让患者反坐在靠背椅上，两手扶住背架，暴露腰骶部。常规消毒，以缝衣针或三棱针将挑治部位的表皮纵向挑破0.1～0.2厘米，然后向表皮下深入，将皮下白色纤维样物均挑断。操作时患者稍感疼痛，一般不出血，挑到一定程度，有阻力感或出血时，表明已挑尽。挑尽后，用碘酒消毒，纱布包扎，一次不愈者，可隔1～2周再行挑治。

五、注意事项

挑治后一周内不宜从事重体力劳动，不吃刺激性食物。孕妇、严重心脏病和身体过度虚弱者慎用或禁用。

第五节　壮医挑疳疗法

壮医挑疳疗法也是壮医针挑疗法之一，主要用于治疗小儿疳积。

一、适应证

适用于小儿疳积、消化不良、慢性营养不良等。

二、常用挑点

以四缝点、疳积点为主。四缝点位于手第2、第3、第4、第5指的第1、第2指关节腹面横纹正中。疳积点位于手第2、第3、第4、第5指的第1指节腹面正中，作用与四缝点相同，但疗效较强。

除四缝点、疳积点外，还可选取长强、大椎、足三里等穴。

三、操作方法

常规消毒挑治部位皮肤及针具，操作一般与针挑疗法相同。四缝点用挑挤法，疳积点用挑湿（脂）法，以挤出少许黄色黏液为宜。轻病者只挑四缝点即可，如一次未愈，隔一周后再挑一次，多数患儿挑一两次即可。若病较重，体质虚弱，病程长者可加灸，或加壮药内服调理谷道肠胃功能。

四、注意事项

有出血性疾病或出血倾向者禁用。

第六节　壮医刺血疗法

壮医刺血疗法是壮医针法之一。通过针刺人体的一定穴位，运用挤压或拔罐等方法使针眼出血而疏通龙路、火路气机，达到治病的目的。

一、刺血工具

三棱针、缝衣针或其他针具，如陶瓷针等均可。

二、适应证

适用于火毒、热毒炽盛之阳证、热证，如各种痧证、外感发热、跌打损伤瘀积、昏厥、中暑、疳积、急性咽炎、目赤肿痛、腰腿痛等。

三、操作方法

右手拇指和食指二指持针，中指夹住针尖部，露出针尖1～2厘米，左手捏住或夹持刺血部位皮肤，先在刺血部位上下推拿，使血聚集，常规消毒皮肤、针具后，右手持针迅速刺入0.3厘米左右，马上出针，左手挤按针孔，使出血数滴，或加拔火罐、角吸使之出血，术后以消毒干棉球按压针孔止血。若为跌打损伤，可从瘀块的中心及其周边或上下左右取点放血。

四、注意事项

（1）应向患者解释清楚，争取患者配合。

（2）选择舒适体位，取坐位或卧位，避免晕针。

（3）针后应严格消毒针孔，防止感染。

（4）一次放血不宜太多，以数滴为宜。

（5）有自发性出血或损伤后不易止血者，慎用或不用。

第七节　壮医皮肤针疗法

壮医皮肤针又称"梅花针"，是用针在浅表皮肤叩刺龙路、火路表浅网结以治疗疾病的一种简便疗法。梅花针可购买，亦可自制。自制者用6～8枚不锈钢针集成一束，固定于针柄一端，针柄可用竹棒或木棒制成，露出针尖。其针排列如圆形的梅花，故称"梅花针"。

一、适应证

适用于头痛、胁痛、脊背痛、腰痛、皮肤麻木、神经性皮炎、高血压、失眠、消化不良、顽癣、斑秃、近视眼等。

二、刺激部位

（1）循路叩刺：依龙路、火路循行路线叩刺，如项背腰骶部的叩刺。

（2）循点叩刺：根据龙路、火路网结（穴位）的主治症进行叩刺，常用的各种特定穴有华佗夹脊穴、反应点等。

（3）局部叩刺：取局部病变部位进行散刺、围刺，用于跌打损伤的局部瘀肿疼痛、顽癣等。

三、操作方法

将针具及叩刺部位皮肤消毒后，右手握针柄后部，食指压在针柄上，针尖对准叩刺部位，用腕力将针尖垂直叩打在皮肤上，并立即提起，反复进行。刺激强度分轻、中、重3种。

（1）轻刺激：用较轻腕力进行叩刺，以局部皮肤潮红、患者无疼痛为度。适用于老弱者、妇女儿童、虚证及头面等肌肉浅薄处。

（2）中刺激：介于轻刺激与重刺激之间，以局部皮肤潮红、患者稍觉疼痛，但局部无渗血为度，适用于一般疾病及多数患者。

（3）重刺激：用较重腕力叩刺，至局部皮肤隐隐出血，略感疼痛为度，适用于强壮者、实证及肌肉丰厚处。

四、注意事项

梅花针针尖应平齐、无钩，叩刺时针尖应垂直，避免勾挑。循路叩刺者，每隔1厘米叩刺一下，一般可循路叩刺10～15下。局部皮肤有创伤、溃烂者不宜叩刺。若叩刺出血，应注意清洁消毒，防止感染。

第八节　壮医陶针疗法

壮医陶针疗法是古代壮医传统的医疗技术之一，是用陶瓷片敲击或磨制成针状的医疗用具，在患者体表的相应穴位按压，或刺割至皮下出血以达到治病目的的一种治疗方法。

一、适应证

适用于中风、中暑，也适用于小儿夜啼，小儿急惊风和慢惊风等。

二、操作方法

陶针疗法的操作方法较多，按刺激方式分，有点刺、行刺、环刺、丛刺、散刺、集中刺及扩散刺等；按刺激强弱分，有重刺、轻刺、中刺、放血刺、割疖刺等。对天部疾病、热症、表证、阳证，用泻实补虚、重天（上）轻地（下）的手法；对地部疾病、寒症、里证、阴证，用泻实补虚、重地轻天的手法；对人部疾病及寒热交错、虚实相兼的病证，则用人（中）部平刺、两肋轻刺的手法。刺后用碘酒、酒精消毒即可。

三、注意事项

操作时应将陶针清洗干净、消毒，局部皮肤亦应消毒，以防感染。刺激手法和刺激强度注意以患者能忍耐的力度为宜。局部皮肤溃疡、疮疖、皮肤过敏、出血性疾病患者禁用。

第九节　壮医药线点灸疗法

壮医药线点灸疗法是用经过壮药炮制的苎麻线点燃后灼灸患者体表穴位或部位的一种灸法。本法能疏通龙路、火路气机，具有祛风通痹、止痛止痒、活血化瘀、消肿散结等作用。

一、适应证

适用于发热、肿块、疼痛、麻木不仁、瘙痒等。

二、药线制备

药线是用苎麻搓成线，经特定壮药水浸泡加工而成，每条长约30厘米。一号药线直径1毫米，适用于灸治皮肤较厚处的穴位及治疗痹症；二号药线直径0.7毫米，适用于各种常见病证，适用范围广；三号药线直径0.25毫米，适用于皮肤较薄处的穴位（如面部皮肤）及小儿灸治。

三、取穴规律

一般根据"寒手热背肿在梅，萎肌痛沿麻络央，唯有痒疾抓长子，各疾施灸不离乡"的取穴原则。

四、操作方法

（1）持线：以右手拇指、食指夹持药线的一端，露出线头1～2厘米。

（2）点火：将露出的线头在酒精灯或其他火源上点燃，如有火焰须扑灭，只需线头有火星即可。

（3）施灸：将线头火星对准穴位，拇指指腹稳重而敏捷地将带有火星的线头直接点按在选好的穴位上，一按火星灭即为1壮，一般每次1个穴位灸1壮。急性病每天灸1次，慢性病则隔2～3天灸1次。

五、注意事项

（1）持线的着火端须露出线头，以略长于拇指端即可。

（2）掌握火候，施灸时以线头火星最旺时为点按良机，使火星着穴。注意手法轻重，一般是以轻对轻（轻手法对轻病）、以重对重（重手法对重病），或以快对轻（快手法对轻病）、以慢对重（慢手法对重病）。灸后有蚁咬感或灼热感，避免搔抓，以防感染。

（3）眼部及孕妇禁灸，实热者慎用。

第十节　壮医火攻疗法

壮医火攻疗法是将加工炮制的药枝点燃并熄灭明火后，用两层牛皮纸包裹，熨灸患者身体一定部位或穴位，以达到治病目的的一种治疗方法。

一、适应证

适用于风寒湿痹、腹痛、久泻、胃下垂、瘰疬等。

二、药用材料

追骨风、牛耳风、过山香、大钻、五味藤、八角枫、当归藤、四方藤、吹风散等药，切成15～20厘米长，晒干后与生姜、大葱、两面针、黄柏、防己一同入白酒浸泡（酒要浸过药面），7天后取出，晒干备用。

三、取穴

寒毒、阴证多取背部穴位，热毒、阳证多取四肢穴位。下部病变，可选灸环跳、阳陵泉、太冲、足三里、三阴交等穴；预防保健，可选灸中脘、关元、足三里；全身性疾病，可选灸大椎、风门、身柱、肾俞、中脘、关元、足三里等穴。另外，还可以视具体病情而定，按壮医龙路、火路循路选穴或选取反应点灸之。

四、操作方法

取一盏酒精灯和15～20厘米长的药枝，把药枝的一端放在酒精灯上点燃，待明火熄灭后，把燃着暗火的药枝包裹于两层牛皮纸内，随即在患者身上的穴位施灸（灸时隔着衣服或直接灸在皮肤上均可）。一般每日施灸1次或2次，10日为1个疗程，每个疗程间隔1周。

五、注意事项

施灸温度不能过高，以免烫伤皮肤。局部皮肤溃烂或烫伤者禁用。

第十一节　壮医灯花灸疗法

壮医灯花灸疗法又叫"灯草灸""打灯草"，是用灯心草蘸茶油点燃后灸患者穴位的一种灸法，分明灯灸、阴灯灸两种。此疗法在壮族地区广泛应用，疗效显著。

一、适应证及取穴

（1）消化不良之腹泻：长强、天枢、关元、足三里穴。

（2）胃痛：上脘、中脘、下脘、胃俞、脾俞、足三里穴。

（3）麻痹性肠梗阻：用明灯灸腹部两侧穴位。

（4）腰痛、各关节痛：反应点。

（5）昏不知人：十宣、百会穴。

（6）发热：大椎、陶道穴。

（7）慢性中耳炎：百会穴。

二、操作方法

（1）明灯灸法：用灯心草1～3根，蘸茶油后点燃，直接烧在穴位上，啪啪有声。此种灸法火燃较大，刺激强，热度较持久，灸后表面有绿豆大的水疱，约半天即可消失。多用于治疗急性病及四肢疾病，如癫痫、小儿高热抽搐、昏迷不醒、四肢关节风湿痛等。

（2）阴灯灸法：先在选定的穴位上贴上1片薄姜片，然后用灯心草蘸茶油点燃，灸在姜片上；或用灯心草1～3根，蘸茶油点燃，医者以右手拇指压在灯心草火上，然后以温热的拇指迅速压在治疗的穴位上，反复几次。此法刺激小，灸后无疤痕，用于治疗小儿疾病及慢性疾病，如感冒、风湿性关节痛、痢疾、腹泻等。

改良阴灯灸法：灯心草蘸茶油后点燃约半分钟即吹灭，停约半分钟，待灯心草温度有所下降之后，利用灯心草余热点在治疗穴位上。

（3）明灯灸和阴灯灸在治疗上各有所长，医者须根据患者的体质、年龄、病变部位和耐受力的不同而施灸，给予适当刺激。若刺激过大，会引起不良反应，刺激过小又达不到治疗目的。壮医一般用1根灯心草施灸，也有集中用2～3根的，需视病情而定，每日施灸1～3

次即可。

（4）小儿与体弱者，一般宜用1根灯心草，采用阴灯灸，用穴不宜过多；青壮年一般用2根灯心草，急性病可用到3根灯心草。男性多采用明灯灸，女性多采用阴灯灸；肥胖而肌肉丰厚者，可用2～3根灯心草，多采用明灯灸；瘦者一般用1～2根灯心草，多采用阴灯灸；急性病，如休克、癫痫等，多采用明灯灸，起效快。

三、注意事项

孕妇、精神病患者慎用。哑门、风府及面部、近心脏和阴部等要害处，不宜用此法。

第十二节　壮医药物热熨疗法

壮医药物热熨疗法是将相关药物加热后，置于患者体表特定部位，进行热熨或往复移动，借助药力和热力以治疗疾病的一种外治法。

一、药物及适应证

（1）柑果叶、大罗伞、小罗伞、两面针、泽兰、香茅、曼陀罗、大风艾、五色花、土荆芥、土藿香、七叶莲、柚子叶各适量，取上述草药1～5种或全部，切细，捣烂，加酒炒热用布包好，熨患处。治疗腰腿痛、风湿、陈旧性伤口痛、痛经等。

（2）苏木、香附、桃仁各适量，黄酒少许，炒热后热熨脐下疼痛处。治疗腹痛。

（3）干姜、桂枝、川乌、生附子、乳香、没药、姜黄、川芎、赤芍、海桐皮、金银花藤各适量，打碎炒热，取出降温至40℃～50℃，装袋，热熨患处。治疗风寒湿痹为主的风湿性关节炎、类风湿性关节炎、坐骨神经痛等。

（4）野菊花、蒲公英、紫花地丁、金银花各等份，加白酒适量，炒热后装入药袋，热熨患处，每日2～3次，每次20～30分钟。主治痈肿、疮疡初起，未成脓的局部肿胀红热。

（5）取麻黄12克，甘草60克，蝉蜕、全蝎、僵蚕各210克，胆南星30克，白附子、防风、川乌、川芎、天麻、白芷、木香各15克，干姜12克，牛黄、冰片、轻粉各6克，麝香3克，朱砂、雄黄各24克，上述药物研为细末，前14味药煎取浓汁，加蜂蜜做成药膏，再入后6味药，揉捏成药锭子，临用时将药锭子蘸少量淡姜汤，温熨小儿前胸、后背，对小儿急惊风、风病诸症均有良效。

（6）蓖麻子100克，五倍子20克，捣烂炒热，旋熨头顶（百会穴处），并从尾骶处向上熨，主治小儿脱肛。

二、操作方法

（1）将药物炒热，以布包裹趁热直接熨患处。

（2）将药物蒸煮后热熨治疗部位。

（3）将药物制成药膏，用时略加烘烤，趁热将药膏敷于治疗部位。

（4）将药袋、药饼、药膏等熨剂置于患处或治疗部位，盖以厚布，再取熨斗、热水袋、水壶等热烫器具加以烫熨，以患者能忍受而不烫伤皮肤为度。

三、注意事项

使用本法时，应特别注意熨剂的温度不能过高，以免烫伤皮肤。局部皮肤溃烂者、烫伤者禁用。

第十三节　壮医药物竹罐疗法

壮医药物竹罐疗法是用煮沸的壮药药液加热特制竹罐，将竹罐趁热吸拔于治疗部位以治疗疾病的一种方法。

一、适应证

适用于痧病、风湿腰腿痛、颈肩酸痛、半身不遂、四肢麻木等。

二、药罐的制作

选取口径为1.5～4.0厘米，生长1年以上的金竹，以近根部正直者为佳，去掉外皮，罐壁厚度适中，用长度为10厘米左右的竹节做竹罐。竹罐高8厘米，边厚0.2厘米，周边及罐口打磨光滑。

三、常用药物

杜仲藤、三钱三、五爪风、三角枫、八角枫、伸筋草、臭牡丹、五加皮、鸡屎藤、石菖蒲等，也可根据病情选用其他药物。

四、操作方法

将上述药物加水适量煮沸，投入竹罐同煮5分钟后即可使用，边拔边捞，甩尽水珠，趁热迅速扣在选定的拔罐部位上，每次拔5～10分钟，第一次拔的时间可短些，第一次拔出竹罐后即用锋利的三棱针在罐印部位重刺3针或4针，再次迅速取热药罐在针刺部位拔罐。如此反复拔2次或3次，竹罐上出现白泡多的可多拔几次，直至无白泡为止。每次取罐后要用消毒棉球擦净后再拔，拔罐后再用药巾热敷拔罐部位。

五、注意事项

（1）拔罐后若皮肤起疱，水疱小者可用万花油涂擦，几天后即可自愈；水疱大者用消毒针挑破，挤干疱液后涂上万花油即可。

（2）双膝眼不能拔罐，拔罐部位当天不能洗冷水，以防感染。

（3）孕妇、婴幼儿、体质过于虚弱、浮肿、严重心脏病、出血性疾病、广泛皮肤溃疡者及大血管周围慎用或忌用。

第十四节　壮医滚蛋疗法

壮医滚蛋疗法是用鸡蛋、鸭蛋或鸟蛋，趁热在患者适当部位来回滚动，以达到祛风除邪，疏通气道、龙路、火路气机的一种壮医疗法，在壮族民间广泛使用，简便有效。

一、蛋的选择

多选用鸡蛋，也可选用鸭蛋或鸟蛋，蛋以新鲜为佳，不能用变质蛋。

二、适应证

热滚法适用于伤风感冒、风寒咳嗽、肌肉关节痛等；冷滚法适用于皮肤红肿热痛等。

三、操作方法

（一）热滚法

备蛋2个，加水750～1000毫升，煎沸煮蛋，根据病情需要，可适当添加药物与蛋同煮，煮熟后，将蛋浸于药液中保温备用。取煮好的温鸡蛋1个，趁热在头部、额部、颈部、胸部、背部、四肢部和手心依次反复滚动热熨，直至微汗出为止。蛋凉后可再次放入药液中加热，一般备蛋2个，轮流滚动。滚蛋后令患者盖被静卧即可。

（二）冷滚法

取生蛋反复滚动，基本方法同热滚法。

四、注意事项

注意蛋的温度，以患者能忍受为度，避免烫伤。冷滚法应将蛋用冷水冲洗干净，如有皮肤溃疡者，或疮疡已溃烂化脓者，不宜用本法，治疗完毕给患者喝一杯温开水。

第十五节　壮医四方木热叩疗法

壮医四方木热叩疗法是用四方木燃成炭后叩打在敷有特制药液部位的一种壮医外治法，在壮族民间广泛应用，疗效显著。

一、适应证

适用于骨质增生引起的腰腿痛、关节痛等。

二、药物制备

四方木50克（锯成若干长20～30厘米、宽3～4厘米的段），战骨500克，红花100克，加入60%～70%酒精3000毫升，浸泡15日，取出四方木晒干备用，过滤去渣的药水即为"治骨酊"，分装备用。

三、操作方法

根据不同的发病部位选用2层或3层大小适中的纱布，用"治骨酊"浸透，平敷于发病部位上，外加能盖过纱布的厚皮纸1张，然后将备好的四方木在灯火上燃成炭状，仅烧木皮的外层，每次烧2～3厘米长，烧至木皮全层1/2着火，着火深度以叩打时不溅炭块为宜，将着火端在盖住纱布的厚皮纸范围内叩打，打至局部发热。叩打要注意有节奏而用力均匀，并不断移动叩打部位，防止局部烫伤。叩打至纱布药水干为宜。每日叩打1次，10次为1个疗程。

四、注意事项

掌握叩打力度，以患者能忍耐为度，局部皮肤溃疡、疮疖及出血性疾病者禁用。

第三章　常用壮药

第一节　解毒药

一、解痧毒药

山芝麻

【壮文名】Ngazndoeng。

【来源】为梧桐科植物山芝麻 *Helicteres angustifolia* L. 的根或全株。

【性味功能】寒，辛、微苦；有小毒。清热解毒，消肿止痛，除湿毒风毒。

【主治】痧病，新生儿胎黄，流行性腮腺炎，痈肿，毒蛇咬伤，坐骨神经痛，湿毒疮，风湿骨痛，高血压。

【用法用量】水煎服，3～15克；外用适量。

【临床应用】

（1）痧病：山芝麻、金银花、青蒿、黄皮果叶各30克，水煎服。

（2）新生儿胎黄：山芝麻3克，阴阳草3克，旱莲草6克，古羊藤3克，水煎服。

（3）流行性腮腺炎：山芝麻30克，捣烂敷患处。

（4）毒蛇咬伤：山芝麻60克，用酒煎汁服，药渣搽敷伤处。

（5）坐骨神经痛：山芝麻、两面针、十八症、穿破石、过山风、十大功劳、大钻、黄杞根、银花藤、金锁匙各10克，水煎服，药渣复煎洗患处。

鸭跖草

【壮文名】Nyavangxbeuj。

【来源】为鸭跖草科植物鸭跖草 *Commelina communis* L. 的全草。

【性味功能】寒，甘。清热解毒，除湿毒，利水道，凉血止血。

【主治】痧病，丹毒，流行性腮腺炎，咽喉痛，淋病，黄疸，热痢，水肿。

【用法用量】水煎服，15～60克；外用适量。

【临床应用】

（1）痧病：鸭跖草15克，紫苏、马兰根、麦冬各9克，豆豉15克，水煎服。

（2）流行性腮腺炎：鸭跖草适量，捣烂敷患处。

（3）黄疸：鸭跖草60克，瘦猪肉100克，炖汤食肉。

（4）蛇头疔：鲜鸭跖草、雄黄各适量，捣烂敷患处。

（5）小儿发热：鸭跖草、车前草、翠云草、白茅根、一点红、旱莲草、苦蒿各适量，水煎洗澡。

（6）淋病：鲜鸭跖草60克，捣烂加开水1杯，绞汁调蜂蜜服。

蜈蚣草

【壮文名】Nyacijsaep。

【来源】为凤尾蕨科植物蜈蚣草 *Pteris vittata* L. 的全草。

【性味功能】平，淡。清热解毒，消肿止痛，祛风辟疫。

【主治】疥疮，痢疾，流感，腹痛，蜈蚣咬伤，无名肿毒。

【用法用量】水煎服，9～30克；外用适量。

【临床应用】

（1）痢疾：蜈蚣草30克，水煎服。

（2）流感：蜈蚣草9克，板蓝根15克，水煎服。

（3）蜈蚣咬伤：鲜蜈蚣草适量，捣烂敷伤处。

（4）无名肿毒：鲜蜈蚣草适量，捣烂敷患处。

（5）驱虫：蜈蚣草9克，水煎服。

鬼针草

【壮文名】Nya'gvaeknoux。

【来源】为菊科植物鬼针草 *Bidens pilosa* L.的全草。

【性味功能】平，苦。清热解毒，疏风散瘀。

【主治】黄疸，尿路感染，急性阑尾炎，带状疱疹，中风偏瘫，伤风，瘀症，痢疾，毒蛇和蜈蚣咬伤。

【用法用量】水煎服，9～30克；外用适量。

【临床应用】

（1）黄疸：鬼针草、黄藤根、凤尾草、马鞭草、玉米须各20克，水煎服。

（2）尿路感染：鬼针草、茅根、假菠萝、蒲公英、紫花地丁各30克，车前草、土牛膝、金银花各15克，山栀子、海金沙、生甘草各10克，水煎服。

（3）急性阑尾炎：鬼针草、白花蛇舌草、一点红各50克，两面针10克，水煎服。

（4）带状疱疹：鬼针草、板蓝根、金银花、十大功劳、七叶莲各15克，水煎服。

（5）中风偏瘫：鬼针草、红药、桑枝、杜仲藤各50克，水煎熏洗患肢。

（6）伤风：鬼针草、大叶桉、鱼腥草各20克，山芝麻15克，水煎服。

（7）毒蛇、蜈蚣咬伤：鲜鬼针草叶适量，捣烂敷伤口周围。

草鞋根

【壮文名】Nyanetdeih。

【来源】为菊科植物地胆草 *Elephantopus scaber* L. 的全草。

【性味功能】寒，苦、辛。解毒凉血，清热，利水。

【主治】痢疾，尿路感染，腰痛，子宫脱垂，小儿麻疹，小儿水痘，小儿惊风，黄疸，水肿。

【用法用量】水煎服，10～20克；外用适量。

【临床应用】

（1）痢疾：草鞋根、稔子叶（桃金娘）、石榴皮、地榆各10克，马齿苋、香椿树皮各30克，凤尾草15克，算盘子根20克，水煎服。

（2）尿路感染：草鞋根、玉米须、金樱子、牛膝各15克，车前草30克，荠菜10克，水煎服。

（3）腰痛：草鞋根、牛大力、杜仲、马尾蕨、马连鞍各10克，千斤拔15克，水煎服。

（4）子宫脱垂：草鞋根、白芝麻各适量，配鸡肉炖服。

（5）小儿麻疹：草鞋根、夏枯草各30克，水煎服。

（6）小儿水痘：草鞋根、金钱风各6克，野菊花、地桃花、土金钱草各15克，甘草3克，水煎服并外洗患处。

狗肝菜

【壮文名】Caemjcejnoeg。

【来源】为爵床科植物狗肝菜 *Dicliptera chinensis*（L.）Juss. 的全草。

【性味功能】寒，苦。清热解毒，凉血利尿。

【主治】头痛，不孕症，小儿发热，脓疱疮，痧病，高热，斑疹，溺血，小便淋漓，疔疮肿痛。

【用法用量】水煎服，50～100克；外用适量。

【临床应用】

（1）头痛：狗肝菜20克，板蓝根15克，金银花、钩藤各10克，生石膏30克，水煎服。

（2）不孕症：狗肝菜、大叶紫背金牛、雷公根各20克，路边菊、淮山、泽泻各15克，黄柏、知母各10克，水煎服。

（3）小儿发热：鲜狗肝菜、磨盘根各等量，共捣烂，开水泡服。

（4）脓疱疮：狗肝菜、木鳖子叶、黄鳝鱼头、田基黄各等份，共捣烂，用洗米水调匀敷患处。

薄荷

【壮文名】Bozojcah。

【来源】为唇形科植物薄荷 *Mentha canadensis* L. 的全草。

【性味功能】凉，辛。疏风散热，解毒辟秽。

【主治】发热，阴痒，小儿咳嗽，小儿麻疹，流行性腮腺炎，小儿惊风，粉刺，蝴蝶斑，急性结膜炎，鼻炎，咽炎，牙痛，癫狂。

【用法用量】水煎服，3～10克；外用适量。

【临床应用】

（1）发热：薄荷叶、紫苏叶各6克，慢火熬汤，服后即覆被而睡。

（2）阴痒：蛇床子、白藓皮、黄柏各50克，荆芥、防风、苦参、龙胆草各15克，薄荷1克（后下），水煎熏洗外阴。

（3）小儿咳嗽：薄荷叶、老鼠脚迹各6克，九龙藤20克，老鸦酸15克，共捣烂，加白糖适量，开水冲服。

（4）小儿麻疹：金银花、芦根、桑叶、丹皮各9克，连翘、牛蒡子、菊花、栀子、黄芩、白芍各6克，薄荷3克（后下），水煎服。

（5）流行性腮腺炎：黄芩、玄参、连翘、夏枯草、板蓝根各9克，马勃、薄荷、桔梗各4克，牛甘草3克，水煎服。

二、解瘴毒药

假茶辣

【壮文名】Cazlazok。

【来源】为楝科植物浆果楝 *Cipadessa cinerascens*（Pell.）Hand.-Mazz.的根、叶。

【性味功能】微温，辛、苦。祛风化湿，行气止痛。

【主治】风湿痹痛，跌打损伤，胃热，疟疾，痢疾，感冒，牙痛，皮肤瘙痒。

【用法用量】水煎服，5～15克；外用适量。

萝芙木

【壮文名】Meizlauxbaeg。

【来源】为夹竹桃科植物萝芙木 *Rauvolfia verticillata*（Lour.）Baill. 的茎叶。

【性味功能】性寒，味苦；有小毒。清解热毒，疏畅气机，凉血止血。

【主治】斑痧，伤风热，咽喉肿痛，疮疖疔肿，毒蛇咬伤，肝热上攻巧坞，跌打刀伤出血。

【用法用量】水煎服，10～20克；外用适量。

土柴胡

【壮文名】Caekcae。

【来源】为菊科植物牡蒿 *Artemisia japonica* Thunb. 的全草。

【性味功能】寒，苦、微甘。清热解毒，杀虫。

【主治】感冒身热，劳伤咳嗽，潮热，小儿疳热，疟疾，口疮，疥癣，湿疹。

【用法用量】水煎服，10～100克；外用适量。

夜香牛

【壮文名】Nyafaetlang。

【来源】为菊科植物夜香牛 *Vernonia cinerea*（L.）Less. 的全草。

【性味功能】凉，苦、微甘。清热解毒，疏风除湿。

【主治】外感发热，黄病（急性黄疸型肝炎），湿热腹泻，疔疮肿毒，蛇咬伤。

【用法用量】水煎服，10～20克；外用适量。

三、解风毒药

五味藤

【壮文名】Gogukcaengx。

【来源】为远志科植物蝉翼藤 *Securidaca inappendiculata* Hassk. 的根、茎。

【性味功能】微寒，辛、苦。活血散瘀，消肿止痛，清热利尿。

【主治】风湿，跌打损伤，急性肠胃炎。

【用法用量】水煎服，5～15克；外用适量。

七叶莲

【壮文名】Gocaetdouj。

【来源】为五加科植物鹅掌藤*Schefflera arboricola* Hay. 的全株。

【性味功能】温，苦。祛风除湿，活血止痛。

【主治】风湿骨痛，跌打肿痛，外伤出血，骨折。

【用法用量】水煎服，10～50克；外用适量。

走马胎

【壮文名】Gofunghlwed。

【来源】为紫金牛科植物走马胎*Ardisia gigantifolia* Stapf 的全株。

【性味功能】温，辛。祛风止痛，活血祛瘀，通龙路、火路。

【主治】风湿痹痛，半身不遂，产后血瘀，跌打损伤，疮疡肿痛。

【用法用量】水煎服，10～50克；外用适量。

小发散

【壮文名】Gaeufunghgeuj。

【来源】为清风藤科植物簇花清风藤 *Sabia fasciculate* Lecomte ex L. Chen 的根、茎。

【性味功能】温，甘、微涩。祛风除湿，散瘀消肿。

【主治】产后恶露不尽，肾炎水肿，跌打损伤，风湿骨痛。

【用法用量】水煎服，15～30克。

铜钻

【壮文名】Cunjdongz。

【来源】为茶茱萸科植物定心藤 *Mappianthus iodoides* Hand.-Mazz. 的全株或藤茎。

【性味功能】平，微苦、涩。祛风除湿，调经活血。

【主治】月经不调，痛经，闭经，风湿痹痛。

【用法用量】水煎服，10～20克；外用适量。

四、解热毒药

火炭母

【壮文名】Gaeumei。

【来源】为蓼科植物火炭母 *Polygonum chinense* L. 的全草。

【性味功能】凉，酸、甘、微涩。清热解毒，利湿消滞，凉血止痛。

【主治】痢疾，泄泻，黄疸，风热咽痛，霉菌性阴道炎，乳腺炎，疖肿，小儿脓疱疮，湿疹，毒蛇咬伤。

【用法用量】水煎服，20～50克；外用适量。

绞股蓝

【壮文名】Gocaekmbaw。

【来源】为葫芦科植物绞股蓝 *Gynostemma pentaphyllum*（Thunb.）Makino 的全草。

【性味功能】寒，苦。通调三道两路，清热解毒，止咳祛痰。

【主治】慢性气管炎，病毒性肝炎，肾盂肾炎，胃肠炎，泄泻，高血压，动脉硬化症，高血脂，痈疮肿毒和蛇咬伤。

【用法用量】水煎服，10～20克；外用适量。

鸡骨草

【壮文名】Gogukgaeq。

【来源】为蝶形花科植物广州相思子 *Abrus pulchellus* subsp. *cantoniensis*（Hance）verdcourt 的带根全草。

【性味功能】凉，甘、苦。清热解毒，活血散瘀，疏肝止痛。

【主治】急、慢性肝炎，肝硬化腹水，瘰疬，乳疮，风湿骨痛，跌打损伤，毒蛇咬伤。

【用法用量】水煎服，15～30克；外用适量。

三叉苦

【壮文名】Gojsamnga。

【来源】为芸香科植物三叉苦 *Evodia lepta*（Spreng.）Merr. 的全株。

【性味功能】寒，苦。解热毒，祛风邪，除湿毒，消肿止痛。

【主治】黄病，流行性感冒，痢疾，咽喉肿痛，虫蛇咬伤，风湿骨痛，坐骨神经痛，湿疹，皮炎。

【用法用量】水煎服，10～50克；外用适量。

路边菊

【**壮文名**】Nyaloxvit。

【**来源**】为菊科植物马兰 *Kalimeris indica*（L.）Sch.–Bip. 的全草。

【**性味功能**】寒，辛、微苦。清热祛毒，消食利湿，散瘀凉血。

【**主治**】感冒发热，流行性感冒，咳嗽，肝炎，咽喉肿痛，食积腹胀，痧症绞痛，水肿，痢疾，胃肠炎，尿路感染，吐血，衄血，无名肿毒。

【**用法用量**】水煎服，10～30克；外用适量。

白点称

【**壮文名**】Laekcaengh。

【**来源**】为冬青科植物秤星树 *Ilex asprella*（Hook.et Arn.）Champ. ex Benth. 的根。

【**性味功能**】寒，苦、甘。清解热毒，祛瘀消肿。

【**主治**】发热，热痢，咽喉痛，肺痈，疥疮，跌打损伤，津伤口渴。

【**用法用量**】水煎服，10～30克；外用适量。

广豆根

【**壮文名**】Lagdujbyaj。

【**来源**】为蝶形花科植物广豆根 *Sophora subprostrata* Chun et T. Chen 的根。

【**性味功能**】寒，苦。通龙路、火路，清火解毒，消肿止痛。

【主治】急性咽喉炎，牙龈肿痛，喘满热咳，黄疸，下痢，痔疮，热肿，秃疮，疥癣，蛇、虫、犬咬伤。

【用法用量】水煎服，9～15克；外用适量。

古羊藤

【壮文名】Gaeumbe。

【来源】为萝藦科植物马连鞍 *Streptocaulon griffithii* Hook.f. 的根。

【性味功能】凉，苦、微甘。通龙路、火路，清热解毒，散瘀止痛。

【主治】感冒发热，胃肠炎，痢疾，胃脘痛，跌打损伤。

【用法用量】水煎服，10～20克；外用适量。

黄花败酱

【壮文名】Bwzcenzdoq。

【来源】为败酱科植物黄花败酱 *Patrinia scabiosaefolia* Fisch. 的带根全草。

【性味功能】平，苦。清热解毒，排脓破瘀。

【主治】肠痈，赤白带下，黄疸型肝炎，产后瘀滞腹痛，目赤肿痛，痈肿疥癣。

【用法用量】水煎服，15～30克；外用适量。

五、解寒毒药

八角

【壮文名】Makgak。

【来源】为八角科植物八角茴香 *Illicium verum* Hook.f. 的成熟果实。

【性味功能】温，辛。温中散寒，理气止痛。

【主治】胃寒呕吐，疝气腹痛，腰痛。

【用法用量】水煎服，3～6克。

肉桂

【壮文名】Naengjgvei（Gvamhgvij）。

【来源】为樟科植物肉桂 *Cinnamomum cassia* Presl 的全株。

【性味功能】大热，辛、甘。散寒止痛，补火助阳。

【主治】寒凝龙路或火路所致头痛、腰痛、胃痛、胸痛、肋痛等各种痛症，肾虚作喘，阳虚头晕，阳痿遗精，月经不调，阴疽流注。

【用法用量】水煎服，3～6克；外用适量。

茶辣

【壮文名】Cazlat。

【来源】为芸香科植物吴茱萸 *Evodia rutaecarpa*（Juss.）Benth. 的未成熟的果实。

【性味功能】温，辛。疏风散寒，行气止痛，健胃消食。

【主治】胃寒痛，跌打损伤，腹泻，痢疾，鹅口疮，河豚鱼中毒，毒蛇咬伤。

【用法用量】水煎服，2～10克；外用适量。

六、解湿毒药

八角枫

【壮文名】Betgokvuengz。

【来源】为八角枫科植物八角枫 *Alangium chinense*（Lour.）Harms. 的根。

【性味功能】温，辛；有毒。龙路、火路祛风，散瘀镇痛。

【主治】风湿疼痛，麻木瘫痪，心力衰竭，劳伤腰痛，跌打损伤。

【用法用量】水煎服，3～10克；外用适量。

九龙藤

【壮文名】Gaeuloeg'enq。

【来源】为云实科植物龙须藤 *Bauhinia championii*（Benth.）Benth. 的茎。

【性味功能】平，苦、辛。祛风散瘀，利湿止痛。

【主治】风湿骨痛，跌打接骨。

【用法用量】水煎服，6～15克。

九节风

【**壮文名**】Galoemq。

【**来源**】为金粟兰科植物接骨金粟兰 *Sarcandra glabra*（Thunb.）Nakai 的枝叶。

【**性味功能**】平，辛。祛风除湿，活血止痛。

【**主治**】肺炎，急性阑尾炎，急性胃肠炎，菌痢，风湿骨痛，跌打损伤。

【**用法用量**】水煎服，6～15克；外用适量。

金线草

【**壮文名**】Gosejraemx。

【**来源**】为蓼科植物金线草 *Antenoron filiforme*（Thunb.）Rob.et Vaut 的全草。

【**性味功能**】温，辛。祛风除湿，理气止痛，散瘀止血。

【**主治**】风湿骨痛，胃痛，咳血，吐血，便血，血崩，经期腹痛，产后血瘀腹痛，跌打损伤。

【**用法用量**】水煎服，9～30克；外用适量。

翻白草

【**壮文名**】Saedgajbaed。

【**来源**】为蔷薇科植物翻白草 *Potentilla discolor* Bge. 的带根全草。

【**性味功能**】平，甘、苦。清热解毒，凉血止血，消肿。

【**主治**】痢疾，疟疾，肺痈，咳血，吐血，下血，崩漏，痈肿，疥癣，瘰疬。

【用法用量】水煎服，10～30克。

路路通

【壮文名】Maklaeuj。

【来源】为金缕梅科植物枫香树 *Liquidambar formosana* Hance 的果实。

【性味功能】平，苦。祛风通路，利水除湿。

【主治】肢体痹痛，手足拘挛，胃痛，水肿，胀满，闭经，乳少，痈疽，痔漏，疥癣，湿疹。

【用法用量】水煎服，10～50克。

七、其他解毒药

乌云盖雪

【壮文名】Baetmaenzsaeq。

【来源】为锦葵科植物粗叶梵天花 *Urena procumbens* L. 的根。

【性味功能】凉，淡、微甘。解毒定惊，清热凉血，消肿止痛。

【主治】风毒流注，肺热咳嗽，痢疾，胃出血，风湿性关节炎，疮疡，毒蛇咬伤。

【用法用量】水煎服，15～30克；外用适量。

芸香草

【**壮文名**】Nyangaihceuj。

【**来源**】为芸香科植物芸香 *Ruta graveolens* L. 的全草。

【**性味功能**】凉，辛、微苦。解蛇虫毒，祛风清热，凉血解毒，通水道和龙路。

【**主治**】蛇、蝎、蜈蚣咬伤，热毒疮痈，热痹，痧症，小儿惊风，癃闭，水肿，闭经，衄血，便血，跌打损伤，疝气，湿疹。

【**用法用量**】水煎服，3～15克；外用适量。

乌桕

【**壮文名**】Maezgou。

【**来源**】为大戟科植物乌桕 *Sapium sebiferum*（L.）Roxb. 的根皮。

【**性味功能**】微温，苦；有毒。通调水道，利水消肿。

【**主治**】癥瘕积聚，臌胀，二便不通，水肿，湿疮，疥癣，疔毒。

【**用法用量**】水煎服，10～30克；外用适量。

第二节　补虚药

一、补气药

黄花倒水莲

【壮文名】Swnjgyaeujhen。

【来源】为远志科植物黄花倒水莲 *Polygala fallax* Hemsl. 的根或全株。

【性味功能】平，甘。补气血，壮筋骨，祛湿解毒，活血止血。

【主治】月经不调，产后血虚，痛经，子宫脱垂，病后虚弱，脾虚水肿，肾虚腰痛，风湿关节酸痛，跌打损伤。

【用法用量】水煎服，15～30克；外用适量。

土人参

【壮文名】Gocaenghnaengh。

【来源】为马齿苋科植物土人参 *Talinum paniculatum*（Jacq.）Gaertn. 的根。

【性味功能】平，甘。补中益气，润肺止咳，清热敛汗，调经止带。

【主治】肺痨，燥热咳嗽，脾虚劳倦，潮热盗汗，头晕目眩，月经不调，白带多，泄泻。

【用法用量】水煎服，20～50克。

灵芝

【壮文名】Gyopmei。

【来源】为多孔菌科植物灵芝 *Ganoderma lucidum*（Leyss.ex Fr.）Karst 的子实体。

【性味功能】平，甘。滋养强壮。

【主治】头晕，失眠，神经衰弱，高血压，冠心病，高胆固醇症，风湿性关节炎，肝炎，哮喘，鼻炎。

【用法用量】水煎服，5～15克。

二、补血药

何首乌

【壮文名】Maenzgya。

【来源】为蓼科植物何首乌 *Polygonum multiflorum* Thunb. 的块根。

【性味功能】微温，苦、甘、涩。通龙路、火路，补虚，益肝肾，益精血，养心安神。

【主治】血虚头晕，白发，神经衰弱，贫血，失眠，虚汗，心肌梗死，腰腿酸痛，遗精，胆固醇症，慢性肝炎，白带异常，疖肿。

【用法用量】水煎服，10～30克；外用适量。

龙眼

【壮文名】Lwngganq。

【来源】为无患子科植物龙眼 *Dimocarpus longan* Lour. 的假种皮。

【**性味功能**】温，甘。补益心脾，养血安神。

【**主治**】心悸、健忘、水肿、虚劳、失眠、血崩、经行眩晕、泄泻。

【**用法用量**】水煎服，10～20克。

当归藤

【**壮文名**】Goiengjgaej。

【**来源**】为紫金牛科植物当归藤 *Embelia parviflora* Wall. 的根与老茎。

【**性味功能**】平，苦、涩。通路祛湿，补血调经，益精壮阳。

【**主治**】月经不调，贫血，闭经，风湿痹痛。

【**用法用量**】水煎服，10～30克；外用适量。

鸡血藤

【**壮文名**】Gaeulwedgaej。

【**来源**】为蝶形花科植物密花豆 *Spatholobus suberectus* Dunn 的藤茎。

【**性味功能**】平，苦、甘、涩。通调龙路，活血补血，祛风除湿。

【**主治**】贫血，风湿痹痛，四肢麻木，关节疼痛。

【**用法用量**】水煎服，20～100克。

三、补阴药

乌龟

【壮文名】Bajbyaj。

【来源】为龟科动物乌龟 *Chinemys reevesii* 的肉。

【性味功能】平,甘、咸。补阴降火,益阴补血。

【主治】肺痨吐血,久咳咯血,血痢,痔疮出血,筋骨疼痛。

【用法用量】水煎服,50～100克。

黄精

【壮文名】Ginghswj。

【来源】为百合科植物黄精 *Polygonatum sibiricum* Delar.ex Redoute 的根茎。

【性味功能】平,甘。滋阴润肺,补脾益气,强筋骨。

【主治】肺痨咳血,病后体虚,虚损寒热,风湿骨痛,糖尿病,高血压。

【用法用量】水煎服,10～30克。

旱莲草

【壮文名】Caekleknaz。

【来源】为菊科植物鳢肠 *Eclipta prostrata*(L.)L. 的全草。

【性味功能】凉,甘、酸。滋补肝肾,清热解毒,凉血止血。

【主治】吐血,衄血,尿血,便血,血崩,慢性肝炎,肠炎,痢疾,小儿疳积,肾虚耳鸣、发白,神经衰弱,湿疹,疮疡,创伤出血。

【**用法用量**】水煎服，20～50克；外用适量。

四、补阳药

破故纸

【**壮文名**】Faenzcepraemx。

【**来源**】为蝶形花科植物补骨脂 *Psoralea corylifolia* L. 的果实及种子。

【**性味功能**】温，辛。补肾助阳。

【**主治**】肾虚冷泻，赤白痢，水泻，遗尿，滑精，小便频数，阳痿，腰膝冷痛，虚寒咳嗽，外阴白斑。

【**用法用量**】水煎服，5～10克。

【**临床应用**】

（1）赤白痢，水泻：破故纸（炒香熟）10克，水煎服。

（2）阳痿，滑精，尿频，黎明泄泻，虚寒咳嗽：破故纸10克，水煎服。

（3）小便频数，腰膝冷痛：破故纸10克，水煎服。

（4）外阴白斑：破故纸适量，浸湿均匀涂患处。

巴戟天

【**壮文名**】Gojsaeqgaeh。

【**来源**】为茜草科植物巴戟天 *Morinda officinalis* How. 的根。

【**性味功能**】微温，辛、甘。补肾阳，壮筋骨，祛风湿。

【**主治**】阳痿，少腹冷痛，妇人水湿停滞不孕，腹胀脚肿，脾肾虚寒不孕，小便不禁，子宫虚冷，风寒湿痹，腰膝酸痛。

【用法用量】水煎服，10～30克。

【临床应用】

（1）阳痿，少腹冷痛：椒红、巴戟天、山药各30克，川楝子、熟附子、茴香各10克，水煎服。

（2）妇人水湿停滞不孕，腹胀脚肿：巴戟天、白术各30克，茯苓、菟丝子、炒芡实各15克，人参9克，车前子6克，肉桂3克，水煎服。

（3）妇人脾肾虚寒不孕：巴戟天、覆盆子各30克，白术、炒山药各15克，人参9克，炒神曲3克，水煎服。

（4）腰膝疼痛，行履艰难：巴戟天30克，附子、五加皮各15克，牛膝、石斛、萆薢、白茯苓、防风各10克，炙甘草、生姜各3克，水煎服。

海龙

【壮文名】Haijlungz。

【来源】为海龙科动物刁海龙 *Solenognathus hardwickii* 的全体或除去皮膜及内脏的全体。

【性味功能】温，甘、咸。补肾壮阳，散结消肿。

【主治】阳痿，遗精，不育，肾虚作喘，癥瘕积聚，瘰疬瘿瘤，跌打损伤，痈肿疔疮。

【用法用量】水煎服，10～30克。

【临床应用】

（1）阳痿，遗精：海龙、杜仲、桑寄生、菟丝子、续断各

10克，水煎服。

（2）肾虚作喘，瘰疬瘿瘤：海龙、海马各30克，蛤蚧1对，枸杞子、大枣各20克，浸泡在2000毫升米酒中，每次饮酒20毫升。

海马

【壮文名】Mazhai。

【来源】为海龙科动物线纹海马 *Hippocampus kelloggi* Jordan et Snyder 的干燥体。

【性味功能】温，甘。温肾壮阳，散结消肿。

【主治】阳痿，慢性支气管炎，哮喘，遗尿，肾虚作喘，癥瘕积聚，跌打损伤，痈肿疔疮。

【用法用量】水煎服，3～10克。

【临床应用】

（1）慢性支气管炎：海马20克，蛤蚧2对，碾末，每次服3克。

（2）哮喘：海马、冬虫草各10克，碾末，每次服1克。

（3）阳痿：海马9克，肉苁蓉20克，杜仲、川断、菟丝子、桑寄生各10克，水煎服或泡酒服。

第三节　调气药

一、调气机药

九里香

【壮文名】Go'ndukmax。

【来源】为芸香科植物九里香 *Murraya exotica* L. Mant. 的枝叶。

【性味功能】温，辛、苦。通调龙路，行气止痛，祛风邪，除湿毒，软坚散结。

【主治】腹部气痛，风寒湿痹，跌打损伤，皮肤瘙痒，疥疮，癌痛。

【用法用量】水煎服，9～15克；外用适量。

金盏菊

【壮文名】Vajsamcimj。

【来源】为菊科植物金盏花 *Calendula officinalis* L. 的花、根。

【性味功能】平，淡。行气止痛，凉血止痢。

【主治】胃寒冷痛，腹痛，疝气，红白痢。

【用法用量】水煎服，15～30克。

莎草

【壮文名】Nyaheumouh。

【来源】为莎草科植物莎草 *Cyperus rotundus* L. 的茎叶。

【性味功能】寒，苦。行气止痛，解郁闷，祛风邪，止痛痒。

【主治】胸痛，胁痛，心口痛，痛经，皮肤瘙痒。

【用法用量】水煎服，15～30克；外用适量。

乌药

【壮文名】Fwnzcenzdongz。

【来源】为樟科植物乌药 *Lindera aggregata*（Sims）Kosterm. 的根。

【性味功能】温，辛。调气止痛，温肾散寒。

【主治】气逆胸腹胀痛，宿食不消，反胃吐食，膀胱虚冷，寒疝，脚气，小便频数，痛经。

【用法用量】水煎服，3～20克。

二、通谷道药

酒饼木

【壮文名】Meizbengqlaeu。

【来源】为芸香科植物山小橘 *Glycosmis parviflora*（Sims）Little 的根及叶。

【性味功能】温，微辛、微甘、苦。行气消积，疏风散寒，活血止痛。

【主治】食滞谷道，腹痛，黄病，伤寒，鼻衄，跌打瘀肿。

【用法用量】水煎服，10～20克；外用适量。

鸡屎藤

【壮文名】Gaeudaekmaj。

【来源】为茜草科植物鸡屎藤 *Paederia scandens*（Lour.）Merr. 的全株。

【性味功能】平，甘、酸。消食导滞，除湿消肿，祛风活血，止痛解毒。

【主治】肝脾肿大，肚腹疼痛，气虚浮肿，腹泻痢疾，风湿疼痛，跌打损伤，瘰疬，疮痈肿毒。

【用法用量】水煎服，10～20克；外用适量。

火把果

【壮文名】Makfaez。

【来源】为蔷薇科植物火棘 *Pyracantha fortuneana*（Maxim.）Li 的果实。

【性味功能】平，甘、酸。通调谷道，健脾消积，活血止血。

【主治】痞块，食积，泄泻，痢疾，崩漏，产后血瘀。

【用法用量】水煎服，20～50克。

三、通气道药

一箭球

【壮文名】Gosamjlimsaeq。

【来源】为莎草科植物单穗水蜈蚣 *Kyllinga nemoralis*（J.R.Forster & G.Forster）Dandy ex Hutchinson & Dalziel 的全草。

【性味功能】平，辛、微甘。通气道、龙路，祛风邪热毒，止咳除痰，凉血止血，截疟，杀虫止痒。

【主治】伤风咳嗽，咽喉肿痛，疟疾，毒蛇咬伤。

【用法用量】水煎服，10～30克。

青天葵

【壮文名】Gombawxdog。

【来源】为兰科植物芋兰 *Nervilia fordii*（Hance）Schltr. 的全草。

【性味功能】凉，甘。通调气道，润肺止咳，通龙路，除瘀血。

【主治】肺痨，痰火咳血，瘰疬，肿毒，跌打损伤。

【用法用量】水煎服，9～15克；外用适量。

罗汉果

【壮文名】Lozhan'goj。

【来源】为葫芦科植物罗汉果 *Siraitia grosvenorii*（Swingle）C. Jeffrey ex Lu et Z.Y. Zhang 的果实。

【性味功能】凉，甘。通调气道，清肺止咳，生津润肠。

【主治】百日咳，痰火咳嗽，咳血，便血，便秘。

【用法用量】水煎服，10～30克。

猫爪草

【壮文名】Nyacaijmeuz。

【来源】为毛茛科植物小毛茛 *Ranunculus ternatus* Thunb. 的块根。

【性味功能】温，甘、辛。滋阴润肺。

【主治】肺痨，瘰疬，瘴疟。

【用法用量】水煎服，15～30克。

不出林

【壮文名】Cazdeih。

【来源】为紫金牛科植物紫金牛 *Ardisia japonica*（Thunb.）Bl. 的全草或茎叶。

【性味功能】寒，苦、平。理气镇咳，祛痰平喘，活血散瘀，利尿排毒。

【主治】慢性气管炎，肺结核，劳伤吐血，小儿疳积，黄疸型肝炎，跌打肿痛，痢疾，急、慢性肾炎，高血压，疝气，肿毒。

【用法用量】水煎服，10～30克；外用适量。

四、通水道药

五爪金龙

【壮文名】Valahbah。

【来源】为旋花科植物五爪金龙 *Ipomoea cairica*（L.）Sweet 的茎、叶。

【**性味功能**】寒，甘。清热，利水，解毒。

【**主治**】肺热咳嗽，小便不利，淋病，尿血，痈疽肿毒。

【**用法用量**】水煎服，10～30克；外用适量。

海金沙

【**壮文名**】Gaeubingj。

【**来源**】为海金沙科植物曲轴海金沙 *Lygodium flexuosum*（L.）Sw. 的全草。

【**性味功能**】寒，甘、微苦。通水道、火路，清热消肿，舒筋活血。

【**主治**】风湿麻木，尿路感染，泌尿系结石，肾炎水肿，跌打损伤，痢疾，霍乱抽筋。

【**用法用量**】水煎服，9～15克。

葫芦茶

【**壮文名**】Cazbou。

【**来源**】为蝶形花科植物葫芦茶 *Desmodium triquetrum*（L.）DC. 的全草。

【**性味功能**】凉，微苦。通调水道，清热解毒，消滞利湿，杀虫防腐。

【**主治**】感冒发热，咽喉肿痛，肠炎，痢疾，急性肾炎水肿，黄疸型肝炎，妊娠呕吐，小儿疳积，月经不调，滴虫性阴道炎，预防中暑。

【**用法用量**】水煎服，10～40克。

五、通龙路药

旱田草

【壮文名】Nyaleng。

【来源】为玄参科植物旱田草 *Lindernia ruellioides*（Colsm.）Pennell 的全草。

【性味功能】平，淡。通调龙路，活血调经，解毒止痢。

【主治】月经不调，闭经，痛经，痢疾，口疮，乳痈，瘰疬，跌打损伤。

【用法用量】水煎服，15～30克；外用适量。

两面针

【壮文名】Songmbiengxcim。

【来源】为芸香科植物两面针 *Zanthoxylum nitidum*（Roxb.）DC. 的根或枝叶。

【性味功能】微温，辛、苦；有小毒。通调龙路、火路，祛风活血，麻醉止痛，解毒消肿。

【主治】风湿骨痛，瘰疬，胃痛，牙痛，咽喉肿痛，毒蛇咬伤。

【用法用量】水煎服，10～30克；外用适量。

小钻

【壮文名】Gaeucunqhengj。

【来源】为五味子科植物南五味子 *Kadsura longipedunculata* Finet et Gagnep. 的全株。

【**性味功能**】微温，辛、微甘、苦。根：祛风活血，理气止痛，散瘀消肿；果实：补肺益肾，化痰止咳。

【**主治**】胃气痛，痛经，腹痛，风湿骨痛，跌打损伤，肾虚腰痛，支气管炎。

【**用法用量**】水煎服，5～15克。

大钻

【**壮文名**】Gaeucunqhungj。

【**来源**】为木兰科植物冷饭团 *Kadsura coccinea*（Lem.）A.C.Smith 的根皮或根。

【**性味功能**】温，辛、微苦。活血祛风，散瘀消肿，行气止痛。

【**主治**】风湿骨痛，胃痛，产后腹痛，痛经，疝气，跌打损伤。

【**用法用量**】水煎服，15～30克；外用适量。

战骨

【**壮文名**】Maengmbaek。

【**来源**】为马鞭草科植物黄毛豆腐柴 *Premna fulva* Craib 的茎。

【**性味功能**】平，淡、微涩。活血散瘀，强筋健骨，祛风止痛。

【**主治**】肥大性脊椎炎，风湿性关节痛。

【**用法用量**】水煎服，5～10克；外用适量。

六、通火路药

扶芳藤

【壮文名】Gaeundaux。

【来源】为卫矛科植物爬行卫矛 *Euonymus fortunei*（Turcz.）Hand. Mazz. 的茎、叶。

【性味功能】微温，微苦。益气血，补肝肾，舒筋活血，抗衰老。

【主治】气血虚弱，腰肌劳损，风湿痹痛，跌打骨折，创伤出血，咯血，月经不调，血崩。

【用法用量】水煎服，10～30克。

伸筋藤

【壮文名】Gaeusongx。

【来源】为防己科植物中华青牛胆 *Tinospora sinensis*（Lour.）Merr. 的藤茎。

【性味功能】寒，苦。祛风除湿，舒筋活血。

【主治】腰酸背痛，半身麻痹，跌打损伤，风湿骨痛，坐骨神经痛。

【用法用量】水煎服，15～30克。

了刁竹

【壮文名】Baklaghomj。

【来源】为萝藦科植物徐长卿 *Cynanchum paniculatum*（Bunge）Kitag. 的全草。

【性味功能】温，辛；有小毒。祛寒镇痛，活血解毒，利水消肿。

【主治】风湿痛，寒性腹痛，跌打损伤，牙痛，蛇咬伤，水肿，月经不调，痛经。

【用法用量】水煎服，5～10克；外用适量。

鹰不扑

【壮文名】Caemnaujgaeb。

【来源】为五加科植物虎刺楤木 *Aralia finlaysoniana*（Wallich ex G. Don）Seem. 的根、根皮及枝叶。

【性味功能】温，辛。行气止痛，活血散瘀，祛风利湿。

【主治】急性传染性肝炎，急性肾炎，前列腺炎，咽炎，跌打损伤，风湿痹痛，无名肿毒。

【用法用量】水煎服，10～15克；外用适量。

牛大力

【壮文名】Gorengxmox。

【来源】为蝶形花科植物美丽崖豆藤 *Millettia speciosa* Champ. 的根。

【性味功能】平，甘。益气润肺，强筋活血，清热止咳。

【主治】腰肌劳损，风湿骨痛，肺虚咳嗽，慢性肝炎，遗精，白带，蛇咬伤，肺炎，肺结核。

【用法用量】水煎服，10～30克。